DISLEXIA
AVALIAÇÃO E DIFERENÇAS DE APRENDIZAGEM

GAVIN REID E JENNIE GUISE

DISLEXIA
AVALIAÇÃO E DIFERENÇAS DE APRENDIZAGEM

*m.*Books

M.Books do Brasil Editora Ltda.

Rua Jorge Americano, 61 - Alto da Lapa
05083-130 - São Paulo - SP - Telefones: (11) 3645-0409/(11) 3645-0410
e-mail: vendas@mbooks.com.br
www.mbooks.com.br

Dados de catalogação na publicação

REID, Gavin; GUISE, Jennie
Dislexia, Avaliação e Diferenças de Aprendizagem
2022 – São Paulo – M.Books do Brasil Editora Ltda.

1. Dislexia   2. Avaliação de dislexia   3. Psicologia   4. Educação
5. Psicopedagogia   6. Fonoaudiologia   7. Saúde

ISBN: 978-65-5800-099-0

Do original em inglês: Assessment for Dyslexia and Learning Differences:
a concise guide for teachers and parents
Publicado originalmente por Jessica Kingsley Publishers

© 2019 Jessica Kingsley Publishers
© 2022 M.Books do Brasil Editora Ltda.

Editor: Milton Mira de Assumpção Filho

Tradução: Sonia Augusto

Produção Editorial: Gisélia Costa

Diagramação: 3Pontos Apoio Editorial

Capa: Isadora Mira

M.Books do Brasil Editora Ltda.
Todos os direitos reservados.
Proibida a reprodução total ou parcial.
Os infratores serão punidos na forma da lei.

Sumário

Introdução 9
Sobre este Livro 13

Capítulo 1

O Que É Dislexia? 19
Definição de Dislexia 19
Diferenças Individuais 22
Obter uma Avaliação 29
Conclusão 31

Capítulo 2

Ser Disléxico 33
Possíveis Experiências Negativas do Disléxico 34
Experiências Positivas do Disléxico 38

Capítulo 3

O Propósito da Avaliação 44
Razões para Avaliações pela Escola e Independente 44

A Importância do *Feedback* 46

O Que a Avaliação Deve Fornecer? 47

Capítulo 4

O Processo de Avaliação 52

Listas de Verificação e Instrumentos de Triagem 54

O Que uma Avaliação Deve Considerar? 56

Estudo de Caso 60

Ajustes e Apoios 61

Alguns Pontos a Considerar no Estudo de Caso de Janice 62

Superposição 63

Avaliação Realizada na Escola 64

O Papel dos Pais 66

Indicadores de Sala de Aula 66

A Avaliação Cognitiva e o Processamento de Informações 70

Avaliação Independente 71

Autodefesa 71

Resumo 72

Capítulo 5

O Impacto da Avaliação sobre a Aprendizagem 73

Avaliação de Sala de Aula/Currículo 74

Avaliação de Diferentes Disciplinas 77

Avaliação Metacognitiva/Dinâmica 78

O Desenvolvimento de um Plano de Aprendizagem por Meio da
Avaliação 79

Estratégias para Acesso ao Currículo 81

Diferenciação e Avaliação 82

Barreiras de Disciplinas 83

Outras Dificuldades 84

Estratégias para Pais 87

Resumo 89

Capítulo 6

Estratégias e Orientações 90

Consolidar as Habilidades Centrais de Alfabetização (Literacia) ...92

Apoiar Habilidades de Processamento Cognitivo 102

Melhora das Habilidades de Processamento Cognitivo 104

Manter/Melhorar a Autoestima e a Confiança 105

Capítulo 7

Avaliação – Sumário 108

Caminhos Diferentes 108

Política e Prática 109

Identificação Precoce 110

A Avaliação Independente 112

Informações dos Pais 114

Acompanhamento e Conclusão 114

Apêndice 1

Testes Usados na Avaliação da Dislexia 116

Seleção de Testes e Justificativa Geral 116

Testes Cognitivos..117

Distribuição da Pontuação de QI..119

Perfis Cognitivos 122

Testes de Realizações 123

Apêndice 2

Glossário de Termos 133

Referências.. 138

Índice Remissivo... 140

Introdução

Estamos felizes por ter a oportunidade de escrever este livro sobre a avaliação da dislexia para pais e professores. Nós, os autores, somos pais experientes e apreciamos plenamente os desafios e os caminhos que crianças e jovens têm de seguir desde a tenra infância até o Ensino Médio, a Educação Superior e o mundo do trabalho.

Sabemos que ser disléxico pode adicionar uma dimensão diferente aos desafios. Temos experiência substancial também em trabalhar com pais de crianças com dislexia, por isso nos tornamos muito conscientes do que os pais podem vivenciar em relação às necessidades educacionais das crianças com dislexia e o tipo de conselhos dos quais eles se beneficiam mais rapidamente.

Com vivência substancial em ensino em diversos níveis, conhecemos as necessidades do setor educacional e a importância da comunicação efetiva entre família e escola. Essas vivências e nossas práticas de trabalho atuais como psicólogos e consultores influenciaram nosso desejo de escrever este livro para pais.

Acreditamos intensamente que "família" e "escola" devem estar ligadas construtivamente, assim, este livro também visa aos professores que podem não ter treinamento especializado na área de avaliação da dislexia e de outras diferenças de aprendizagem. É importante que família e escola trabalhem unidas, e esta obra contribui para isso.

Usamos o termo "diferenças de aprendizagem" no título deste livro por razões muito boas. Sempre afirmamos que a dislexia não é uma deficiência e, em alguns casos, ela facilita capacidades e habilidades que podem escapar às outras crianças. O termo "diferença de aprendizagem" é muito preciso porque a dislexia é exatamente isso: uma diferença no modo como as crianças aprendem, como processam as informações e elaboram os problemas, além de diferença nas áreas de habilidades. Por exemplo, elas podem ter dificuldades específicas em leitura, mas ser capazes de realizar algumas tarefas visuais ou no computador com apoio e intervenção mínimos.

Por esse motivo, é importante considerar cada criança como um todo e não julgá-la simplesmente pelo desempenho de leitura! Além disso, em todas as crianças, partes diferentes do cérebro se desenvolvem em ritmos diferentes. As pesquisas mostraram que as partes do cérebro que estão envolvidas no processo de leitura são construídas de outros modos e mais difíceis de acessar em crianças com dislexia. Em outras palavras, para adotar uma frase muito usada, elas são "um pouco diferentes". Isso pode fazer com que algumas tarefas sejam simples e outras, desafiadoras. Nós, como pais e educadores, precisamos reconhecer essas diferenças e saber que ter dificuldade de leitura não significa que a criança é incapaz de aprender.

Ter uma **diferença de aprendizagem** é, portanto, um termo descritivo mais preciso para se referir a uma criança com dislexia. É importante que os pais, professores e a própria criança percebam isso. Esse termo também destaca os aspectos positivos da dislexia e o fato de que os indivíduos com dislexia podem ter talentos em algumas áreas, mesmo que a capacidade de ler esteja em um nível baixo. "Diferença de aprendizagem" é, portanto, um termo mais preciso do que "dificuldade de aprendizagem".

É muito importante observar que uma criança pode ter diferença de aprendizagem e não ser disléxica (por exemplo, devido à velocidade de processamento mais lenta ou a dificuldades com memória de trabalho). Essas crianças também vão se beneficiar dos muitos tipos de apoio e acomodação que descrevemos neste livro.

Abordamos alguns dos principais fatores que podem representar diferenças de aprendizagem e, especificamente, os critérios para um perfil disléxico. Ao mesmo tempo, destacamos a necessidade de assumir uma perspectiva mais ampla sobre a dislexia e não se concentrar apenas em alguns poucos fatores específicos. Embora tenha havido muita publicidade sobre a dislexia, com organizações como a British Dyslexia Association (BDA) liderando campanhas como a Semana de Consciência de Dislexia (anual, no Reino Unido), ainda existe uma surpreendente quantidade de desconhecimento e mal-entendido. Esperamos que este livro ajude a esclarecer equívocos e forneça informações, conhecimento e orientação aos pais para ajudá-los a definir um caminho que leve a resultados educacionais bem-sucedidos e positivos para seus filhos.

O livro fornece informações sobre a importância da avaliação, a necessidade de se fazer a avaliação da criança e o tipo de acompanhamento que pode resultar. Há, atualmente, uma crescente gama de recursos, *sites* e programas comercialmente orientados para dislexia, e é necessário que os pais entendam claramente as necessidades de seus filhos por meio de uma avaliação completa antes de iniciar a intervenção. Por esse motivo também é importante estabelecer uma ligação com as escolas e trabalhar para o desenvolvimento da alfabetização e das habilidades de leitura em conjunto.

Em alguns casos, porém, há uma lacuna entre as necessidades da criança, a dos pais e o que é oferecido pela escola. Parte das questões pode ser fundamentada, mas parte pode ter a ver com as diferenças de perspectiva. Seja qual for o motivo, é crucial que as necessidades das crianças e a dos pais não sejam ignoradas. Existe uma procura crescente por avaliações independentes, fora da escola, e tanto essas avaliações como as feitas na escola exercem um papel crucial no cuidado da criança com dislexia. Ambas são discutidas neste livro.

Os pais e, sem dúvida, os professores, podem ficar confusos com a linguagem dos avaliadores nos relatórios e com o *feedback* da avaliação. Nosso objetivo é explicar e esclarecer alguns termos usados em avaliações a fim de equipar os pais com tranquilidade, compreensão e confiança para que identifiquem as necessidades de seu filho depois da avaliação e se coloquem na posição de garantir que essas necessidades sejam atendidas.

Ambos temos experiência de trabalho em continentes e países diferentes. Constatamos que a avaliação da dislexia é uma preocupação internacional e que os pais, onde quer que morem, têm o desejo de saber mais sobre o assunto. Embora os relatórios de avaliação possam variar entre os diferentes países, os princípios e muitos termos são semelhantes, por isso direcionamos o foco deste livro para o público internacional. Esperamos que essa abordagem deixe os pais mais confiantes e tranquilos e lhes dê orientação para direcionar seus filhos por um caminho educacional positivo no lugar em que residem, não importa aonde.

Sobre Este Livro

Capítulo 1: O Que É Dislexia?

Embora saibamos que boa parte dos leitores deste livro pode já ter alguma compreensão do que seja dislexia, o Capítulo 1 faz uma introdução ao assunto. Incluímos uma breve visão geral de aspectos importantes da pesquisa atual sobre dislexia, além das definições, porque os pais querem saber quais são as principais áreas de pesquisa a respeito de dislexia e as definições atuais. Discutimos também a gama de desafios vivenciados por jovens disléxicos e apresentamos uma gama de características que podem ser associadas com dislexia. Há ainda informações a respeito de como obter uma avaliação.

Muitos temas apresentados neste capítulo serão discutidos nos capítulos posteriores, a ideia é dar um esboço inicial e, mais importante, esclarecer o propósito da avaliação. No capítulo seguinte abordamos a dislexia do ponto de vista do disléxico.

Capítulo 2: Ser Disléxico

Este capítulo apresenta experiências relatadas por crianças e adultos com dislexia. Ele destaca a importância de comunicação contínua e construtiva entre família e escola, e o fato de que a própria criança deve estar envolvida no processo. Embora enfatizemos os aspectos positivos da dislexia, reconhecemos que ser disléxico nem sempre é um "mar de rosas"! Os aspectos negativos potenciais da dislexia devem ser considerados porque é só conhecendo como a dislexia afeta o indivíduo que, como adultos responsáveis, poderemos oferecer o nível certo de apoio na hora certa.

Além de discutir o suporte, esse capítulo também aborda o autoconhecimento: é importante que as crianças com dislexia conheçam suas diferenças de aprendizagem para que desenvolvam estratégias mais adequadas para si mesmas. Incluímos alguns relatos em primeira mão de pessoas com dislexia e as frustrações que elas vivenciaram. É importante também perceber que os momentos difíceis podem ter ajudado essas pessoas a serem aprendizes mais bem-sucedidos e mais independentes. Não há dúvidas de que as crianças que enfrentam a dislexia na escola vão precisar de vários graus de apoio enquanto, ao mesmo tempo, se esforçam para alcançar o autoconhecimento e a independência na aprendizagem. Essa é a meta, mas ela não acontece da noite para o dia, e certamente requer apoio e compreensão dos adultos que estão em posição de ajudar.

A abordagem continua no capítulo seguinte, que enfatiza o objetivo de uma avaliação, examina os fatores principais que podem emergir dela e, essencialmente, fornece ao leitor *insights* sobre o que se pode esperar do processo avaliativo.

Capítulo 3: O Propósito de Uma Avaliação

Obter uma avaliação, seja na escola ou de maneira independente, pode ser uma preocupação para os pais. Muitos não sabem o que esperar nem o impacto que pode ter sobre seu filho. É importante, no início, definir qual é o propósito da avaliação e como os resultados serão usados. Por isso incluímos este capítulo logo no início do livro. Explicamos o que a avaliação deve fornecer e, muito importante, o tipo de *feedback* que os pais devem esperar. Destacamos também a importância de se obter um perfil de aprendizagem porque pode indicar pontos de intervenção e um diagnóstico. Obter um perfil é uma das principais razões para a avaliação. Ela indica o tipo e a extensão da intervenção que a criança vai necessitar.

Nós também indicamos neste capítulo que uma avaliação pode fornecer um diagnóstico e, se apropriado, é muito importante e influenciará na intervenção. Se o perfil apontar para uma avaliação de dislexia, isso deve ser declarado; os pais e professores precisam saber disso.

Essa abordagem nos leva ao Capítulo 4, que descreve o processo avaliativo.

Capítulo 4: O Processo de Avaliação

Temos plena consciência de que o processo de avaliação pode ser diferente de um país para o outro e de uma escola para a outra. Além disso, o tipo de avaliação também influencia o processo. Por exemplo, a avaliação pode ser baseada em testes realizados na escola ou de modo independente, fora da escola. Pode-se usar observações e/ou listas de verificação. Claramente, o processo pode ser diferente nas diversas circunstâncias da avaliação. No entanto, alguns elementos centrais do processo avaliativo, seja realizado na escola ou independentemente, são comuns, e nós os abordamos aqui. Descrevemos os diversos tipos de avaliação e o andamento do processo e indicamos o tipo de perfil de aprendizagem que pode emergir. Discutimos ainda o papel que os pais podem desempenhar na avaliação. Independentemente do tipo de avaliação realizado, é imperativo que os indicadores para intervenção estejam claros na conclusão.

Capítulo 5: Avaliação e Impacto sobre a Aprendizagem

Neste capítulo, damos continuidade ao capítulo anterior e discutimos em detalhes as diferentes formas de avaliação. Nos concentramos nos tipos de dificuldades que as crianças com dislexia vivenciam relacionadas ao currículo escolar e no processo de leitura. Isso leva a recomendações de ações que podem ser realizadas na escola e à consideração de como os diversos aspectos do currículo podem ser adaptados para se adequar a crianças com dislexia. Esse tipo de informação é relevante para os pais e para os professores. Os pais inevitavelmente precisarão comparecer a reuniões para conversar sobre o progresso do filho. Portanto, é importante que eles e os professores conheçam as barreiras que podem impedir o acesso da criança ao currículo escolar completo.

Um dos temas do capítulo é a comunicação entre a família e a escola. Para que seja efetiva, os professores precisam estar conscientes das barreiras à aprendizagem vivenciadas pelas crianças disléxicas, e os pais devem ser informados de como a escola pode apoiar a criança em todo o currículo escolar para superar essas barreiras.

Neste capítulo, abordamos também outras condições que muitas vezes são concomitantes à dislexia, como dispraxia, disgrafia e dificuldades de processamento auditivo (central). Concluímos com sugestões específicas para pais e também algumas sugestões de tecnologia e apps (aplicativos) que podem ser usados para apoiar a criança com dislexia. Esses temas de estratégias e tecnologia continuam no capítulo seguinte, sobre estratégias e orientações.

Capítulo 6: Estratégias e Orientações

Este capítulo pretende ser uma referência para pais e professores com dicas e estratégias para ajudar o aluno disléxico. Aqui, falamos sobre leitura, soletração, escrita, expressão escrita e habilidades matemáticas, apresentamos algumas explicações e a justificativa que confirma as estratégias.

Examinamos os aspectos cognitivos, como memória de trabalho e velocidade de processamento, e discutimos os ajustes e apoios que podem ser usados se a criança tiver dificuldades nessas áreas. Abordamos também a autoestima e a confiança de modo geral, e a importância desses fatores para bons resultados. Em outras palavras, podemos ter todos os recursos do mundo à mão, mas se a criança não estiver pronta ou não conseguir acessar os recursos por causa de baixa autoestima, o esforço é desperdiçado. A prioridade é, portanto, procurar maneiras de desenvolver a autoestima e a confiança e introduzir atividades que a levem a alcançar o sucesso. A experiência do sucesso prepara o caminho para mais sucesso e, em última instância, desenvolve uma atitude positiva para a aprendizagem independente.

Capítulo 7: Avaliação — Sumário

Neste livro, damos muitas informações e grande parte delas pode ser novidade para os pais e alguns professores. Destacamos, neste último capítulo, os pontos principais abordados ao longo do livro. Quando escrevíamos o capítulo, sentimos a necessidade de incluir algumas informações novas. Assim, é mais do que um resumo; é um sumário dos principais aspectos da área de avaliação e intervenção para crianças com diferenças de aprendizagem. Nos referimos a políticas escolares e também a fatores relativos a avaliações independentes. Também fazemos referências ao papel dos pais e à importância do *feedback*.

Apêndices

No **Apêndice 1**, descrevemos os principais testes que podem ser usados em uma avaliação e alguns fatores importantes sobre eles.

Para ajudar os pais a entender mais plenamente a terminologia às vezes confusa usada nas discussões e em alguns relatórios, incluímos um glossário de termos comuns no **Apêndice 2**.

Muitos pais buscam avaliação independente. Ela pode ter diversos usos, especialmente se a família estiver se mudando para outra área ou país, ou se a criança estiver mudando para outro setor, por exemplo, ao fazer uma transição entre tipos diferentes de escola. Mas os pais podem ficar bastante confusos com a terminologia e detalhes de relatórios.

Alguma terminologia técnica é necessária quando o relatório também serve para justificar suporte acadêmico extra ou adaptações em exames e testes.

No final do livro, as **Referências** indicam os textos confiáveis nos quais nosso conhecimento se fundamenta para que você – profissional, professor e mãe, pai ou responsável pela criança, adolescente ou adulto disléxico – leia direto da fonte.

Capítulo 1

O Que É Dislexia?

A dislexia pode afetar a leitura, escrita, soletração, as habilidades aritméticas/matemáticas, a memória, o processamento de informações, a velocidade de processamento e a organização. Há evidências de expressão escrita ruim, que muitas vezes contrasta com a competência da criança na expressão oral, embora nem sempre seja o caso. A dislexia pode ser chamada de "diferença de aprendizagem" e não necessariamente de "dificuldade de aprendizagem". Ao mesmo tempo, não é possível, nem desejável, subestimar os desafios enfrentados pela criança com dislexia, os desafios e preocupações compartilhados pelos pais e, é claro, pelos professores, que têm de entender e apoiar as crianças com dislexia na sala de aula.

Definição de Dislexia

Muitas são as definições para o termo dislexia e ela ocorre com diversas características. A dislexia não é única (nem vem de um único gene), ela é multifacetada e isso explica por que ainda não foi encontrada uma definição aceita universalmente. Veja a seguir os fatores associados com dislexia.

- **Fatores genéticos/hereditários** (GILGER, 2008; STEIN, 2017): estima-se que se um dos pais tiver dislexia, existe probabilidade de aproximadamente quatro para um de a criança também ter alguma forma de dislexia.

- **Dificuldades de sequenciamento ao realizar tarefas e automatizar essas tarefas** (FAWCETT e NICOLSON, 2008), "automatização" significa ser capaz de realizar uma tarefa automaticamente, sem muita previsão nem muito pensamento. Por exemplo, quando nós, adultos, lemos um jornal, dirigimos um carro ou fazemos as tarefas diárias, tendemos a fazer essas tarefas automaticamente. Isso acontece porque já passamos pelo processo de aprendizagem e agora as tarefas estão automatizadas. As evidências indicam que crianças com dislexia podem demorar mais para alcançar a automatização em várias tarefas, inclusive leitura, escrita e soletração.

- **Dificuldades de velocidade de processamento** (NORTON e WOLF, 2021): isso significa que a pessoa demora mais para realizar uma tarefa e, assim, precisa de mais tempo. Mais adiante, na escola, isso tem implicações nos exames.

- **Dificuldades de memória de trabalho** (GATHERCOLE, 2018; JEFFRIES e EVERATT, 2004): é um fator importante, pois significa que as instruções provavelmente precisarão ser repetidas. Os pais costumam notar isso logo e normalmente é uma das razões para solicitarem uma avaliação.

- **Dificuldades no desenvolvimento da linguagem e no desenvolvimento fonológico** (SNOWLING, 2017): comentamos bastante esse assunto nos capítulos posteriores, porque é um importante pré-requisito de leitura, especialmente para leitores iniciantes.

- **Superposição com outras dificuldades de aprendizagem específicas** (SpLDs, na sigla em inglês) (BISHOP e SNOWLING, 2004; FAWCETT, 2017; WOLF e BERNINGER, 2015): esse assunto é trabalhado nos últimos capítulos. Está relacionado com a superposição entre dificuldades diferentes, por exemplo: além de dislexia pode haver dificuldades relativas a dispraxia (dificuldades de coordenação), disgrafia (dificuldades motoras finas e de escrita à mão) e discalculia (dificuldades significativas com números). Acredita-se que alguma superposição é a norma e não exceção.

- **Alfabetização (literacia) "rebaixada"** (JOSHI e AARON, 2008; ROSE, 2009): esse é também um dos principais «sinais de alerta» e uma razão constante para os pais buscarem avaliação. É comum os pais e professores perceberem esse fator bem no princípio. Pode ser mais difícil visualizar essa dificuldade no primeiro filho. Embora os pais geralmente saibam que as crianças se desenvolvem em ritmos diferentes e sejam cuidadosos ao fazer comparações, eles percebem se a criança tem mais dificuldade na leitura ou se parece ter uma metodologia diferente para aprender. Eles também notam se o filho tem dificuldades para memorizar letras e sons e precisa de muita repetição.

Essa lista mostra a gama de fatores que podem estar associados à dislexia. Nem todas as pessoas diagnosticadas com dislexia têm todas essas características, a maioria provavelmente terá alguma forma de desafio persistente relacionada à alfabetização.

É importante identificar cedo as crianças com dislexia para que sejam tomadas atitudes proativas que evitem ou minimizem seu impacto potencialmente danoso e duradouro. A identificação precoce não significa necessariamente rotular as crianças precocemente. Nós defendemos que a identificação de barreiras à aprendizagem e das necessidades de aprendizagem específicas da criança devem ter precedência sobre colocar rótulos em crianças muito jovens. Entretanto, sugerimos que reconhecer e usar o termo «dislexia» é importante para todos os interessados: crianças, escola e família.

Definição

Nós, autores, entendemos a dislexia como descrito a seguir.

A dislexia é uma diferença de processamento, de modo geral caracterizada por dificuldades na aquisição da alfabetização (literacia) que afeta leitura, escrita e soletração. Ela também pode causar impacto em processos cognitivos como memória, velocidade de processamento, administração de tempo, coordenação e automatização. Pode haver desafios visuais e/ou fonológicos, e geralmente há discrepâncias no desempenho educacional.

É importante reconhecer os pontos fortes que também fazem parte de um perfil disléxico, visto que as crianças podem precisar de apoio para usá-los ou demonstrá-los. Haverá, invariavelmente, diferenças individuais, portanto, é importante considerar as preferências de aprendizagem pessoais, além do contexto de educação e trabalho ao planejar e implementar intervenções e adaptações.

Essa definição destaca as diferenças de processamento e os desafios cognitivos como memória, organização e velocidade de processamento.

Diferenças Individuais

É importante lembrar sempre que crianças e jovens com dislexia são indivíduos, suas preferências de aprendizagem são específicas e as diferenças individuais devem ser consideradas. Nem todas as crianças e adultos com dislexia terão o mesmo perfil, embora cumpram critérios de dislexia. Algumas das dificuldades comuns se relacionam ao que discorremos a seguir.

Processamento Fonológico

Há muitas evidências de que a aquisição de habilidades fonológicas é crucial para a leitura bem-sucedida e que as dificuldades em adquirir habilidades fonológicas são marcantes na dislexia (VELLUTINO et al., 2004; SNOWLING, 2017). Segundo esse ponto de vista, recomenda-se o treinamento fonológico precoce (para mais informações, acesse: www.beatingdyslexia.com/phonological-disorder.html – texto em inglês).

Habilidades Cognitivas

"Cognição" é o termo que descreve os processos de aprendizagem e pensamento que ocorrem quando qualquer tarefa é realizada. Está relacionada ao meio pelo qual as informações são recebidas: visual, auditivo (audição), tátil (toque) e cinestésico (vivência). Pode relacionar-se com o modo que o estudante entende as informações e como demonstra essa compreensão (por exemplo, oralmente ou por escrito). As crianças com dislexia podem ter dificuldades em qualquer um desses estágios, o que tem implicações para o ensino e a aprendizagem.

As preferências cognitivas e as de aprendizagem das crianças também têm implicações para os pais, que precisam compreendê-las para entender por que seu filho não está absorvendo e retendo as informações, mesmo que pareça brilhante em outras áreas.

As habilidades cognitivas incluem processamento fonológico além de memória, velocidade de processamento (ambos discutidos em mais detalhes adiante) e outros fatores relacionados à aprendizagem.

Dificuldades de Alfabetização (Literacia)

Dificuldades Fonológicas

Significa que a criança tem problemas para decodificar novas palavras, o que impactará na fluência, precisão e compreensão da leitura. É importante que esses três aspectos sejam considerados: precisão, fluência e compreensão. A expressão escrita, que inclui soletração, também é um fator importante na dislexia. No *DSM-5 (Manual Diagnóstico e Estatístico de Transtornos Mentais)*,[1] a expressão escrita é uma categoria separada (315.2), mas ainda está sob o mesmo rótulo de "dislexia (deficiência em leitura) — transtorno de aprendizagem específico".

---

[1] *DSM-5* é o manual usado pelos clínicos e pesquisadores para diagnosticar e classificar transtornos mentais. A American Psychiatric Association (APA – Associação de psiquiatria norte-americana) publicou o *DSM-5* em 2013, após um processo de revisão que levou 14 anos.

Dificuldade para Decodificar Palavras

Isso envolve a aprendizagem de palavras e letras, bem como uma dificuldade com a fonia (sons). As habilidades de "ataque" a palavras (estratégias usadas pelo leitor para lidar com uma palavra desconhecida) são importantes para a leitura. Elas são necessárias quando encontramos palavras novas ou desconhecidas no texto. Mesmo palavras que uma criança já conhece podem ter de ser decodificadas porque ela pode não ter automatização na leitura dessa palavra específica.

Relutância em Ler

Esse pode ser um sinal de que a criança está encontrando dificuldades com a leitura e requer investigação. Os pais costumam perceber esse sinal logo no início, antes mesmo da escola.

Dificuldades com Soletração

A criança pode demorar muito para aprender soletração e esquecer facilmente. Algumas podem se sair muito bem em testes de soletração porque se esforçam muito na revisão antes dos testes e, depois, percebem que não conseguem lembrar consistentemente as mesmas palavras no uso cotidiano. Isso causa frustração, gera baixa autoestima e, talvez, relutância em escrever.

Escrita à Mão

Nem todas as crianças com dislexia têm dificuldades para escrever à mão, mas muitas têm e isso precisa ser abordado. As dificuldades na escrita à mão impactam na escrita expressiva, por essa razão, as crianças podem ter relutância em escrever.

Inversão de Letras ou Números

Ocorre com algumas crianças, mas não é um importante fator de identificação.

Confusão com Sinais e Símbolos em Habilidades Matemáticas (Numeracia)

A confusão pode incluir erro na leitura do operador (por exemplo, ler como sinal de subtração em vez de adição), ou dificuldades com enunciados de questões. Muitas vezes, é a linguagem da matemática que causa problemas e as crianças com essas dificuldades precisam ser monitoradas de perto ao resolver problemas de matemática.

Dificuldades de Processamento

Memória Ruim

Este é um sinal de dislexia, embora nem todas as crianças com dislexia tenham memória ruim. Existem, de modo geral, três categorias de memória: memória de curto prazo, memória de trabalho e memória de longo prazo. A memória de curto prazo é um armazenamento temporário que será usado novamente, como quando repetimos um número de telefone ou mantemos uma informação por tempo suficiente para anotá-la.

Ao realizarmos uma tarefa apenas com informações da memória, estamos usando a memória de trabalho. Isso pode incluir fazer contas de cabeça ou anotações que resumam o que está sendo dito. A memória de longo prazo é mais parecida com um arquivo: se soubermos onde as informações estão armazenadas podemos recuperá-las mais tarde. Isso é importante para revisão. As crianças com dislexia podem ter uma memória de trabalho que não corresponde a sua capacidade de raciocínio. Isto é, elas nem sempre retêm todas as informações por tempo longo o bastante para processá-las tão bem quanto poderiam. As dificuldades de memória de trabalho podem significar que mais repetições ou práticas são necessárias para o armazenamento das informações na memória de longo prazo.

As dificuldades na memória de trabalho também podem estar associadas a um atraso na recuperação das informações da memória de longo prazo. Assim, uma criança pode saber a informação, mas ser incapaz de recuperá-la sem ajuda. O principal é identificar quais auxílios são mais efetivos! Veja a seguir as dificuldades características de crianças relacionadas à memória de trabalho.

- **Lembrar as letras do alfabeto**: é observado, geralmente, em crianças pequenas com dislexia.
- **Ouvir e seguir instruções**: é confundido com dificuldade na atenção, mas na verdade o problema pode estar no processamento auditivo ou em dificuldades de memória de trabalho e dislexia.
- **Seguir a sequência em uma história**: crianças com dislexia podem ser capazes de contar algumas partes de uma história, mas dar informações aleatórias. É comum terem dificuldade com a ordem da história.
- **Esquecimento**: significa mais do que casos ocasionais de esquecimento, é quando ocorre na maior parte do tempo.
- **Concentração**: quando uma tarefa é muito desafiadora para as crianças, elas têm dificuldade em manter a concentração. Pode ser confundido com dificuldades de atenção.
- **Perder ou extraviar itens**: muitas crianças fazem isso, mas pode ser um sinal de dislexia se ocorre durante todo o período escolar. É especialmente observado nos estágios posteriores da educação, em que o aluno tem de lembrar diversos itens de matérias diferentes. Mas é um fator que ocorre também em outras fases, como na Pré-Escola e nos primeiros estágios da educação.
- **Desorganização dos materiais**: dificuldades com a organização podem ser um problema para crianças com dislexia. Geralmente elas têm muitos materiais com que trabalhar ao mesmo tempo e os materiais precisam ser arrumados e organizados.
- **Lembrar as rotinas de aula e da escola**: pode ser um grande desafio para crianças com dislexia e faz com que se sintam muito

inadequadas. É importante ajudá-las a criar estratégias para lidar com essa dificuldade.

Dificuldades na Velocidade de Processamento

Breznitz (2008) sugere que a dislexia é causada por lacunas na velocidade de processamento dos vários elementos no processo de decodificação de palavras e entre eles. A velocidade de processamento é geralmente uma das características mais prontamente identificadas da dislexia (veja mais informações disponíveis em: www.dyslexicadvantage.org/understanding-processing-speed-and-dyslexia).

A velocidade de processamento é expressa pelo tempo de reação a algo e pelo tempo para realizar uma tarefa. Tende a ser um dos indicadores persistentes de dislexia e pode causar grande impacto em todo o período de escolarização. É importante observar que as dificuldades na velocidade de processamento colocam um fardo adicional sobre a memória de trabalho.

Dificuldades de Coordenação

- **Tarefas que exigem habilidades motoras finas** (como amarrar cadarços): essas dificuldades podem ser bastante comuns entre crianças pequenas com dislexia, e incluem outras atividades motoras finas, como desenhar e colorir imagens. Descobrimos que é útil obter informações dos pais sobre os marcos da idade pré-escolar. Conforme progridem na escola, as crianças com dificuldades de coordenação apresentam problemas para formar letras e palavras e/ou escrever à mão de modo cursivo. A escrita à mão pode ser lenta e/ou difícil de ler.

- **Dificuldades com habilidades motoras grossas** (por exemplo, trombar com mesas e cadeiras, dificuldades para jogar ou pegar uma bola): nem todas as crianças com dislexia têm essas dificuldades, mas é algo que deve ser observado e pode ser bem fácil de perceber em crianças pequenas. Dificuldades significativas com habilidades motoras grossas podem indicar dispraxia (ver definição no Apêndice 2).

- A **dispraxia** é, essencialmente, a dificuldade com coordenação e organização. A criança com dispraxia é considerada muito desajeitada e até ter tendências a sofrer acidentes, pois pode tropeçar e cair facilmente. Como a dislexia, a dispraxia é considerada uma diferença de aprendizagem e tem ampla gama de características. O termo dispraxia é usado alternativamente com DCD (Transtorno de desenvolvimento de coordenação). Segundo o *DSM-5*, para o diagnóstico de dispraxia, a criança precisa apresentar dificuldade em adquirir e usar habilidades motoras coordenadas, de modo que esteja substancialmente abaixo do que se espera para sua idade cronológica. Podem ocorrer dificuldades de fala, mas nem sempre. O diagnóstico de dispraxia geralmente envolve diversos profissionais, incluindo um terapeuta ocupacional, um psicólogo e talvez outros profissionais de saúde, além de fonoaudiólogos.

História Familiar e de Desenvolvimento

- **Incidência de dificuldades disléxicas na família**: Molfese *et al* (2008) indica que um grande corpo de pesquisa mostra que as crianças correm risco se houver história familiar de dislexia (ver também FRANCKS, MACPHIL e MONACO, 2022; STEIN, 2014).
- **Desenvolvimento de fala e linguagem**: discriminação falha de sons, habitualmente com uso da palavra errada e dificuldades de sequenciamento, entre outros exemplos. A criança pode ter dificuldade de compreender o significado de conceitos como mais/menos, igual/diferente ou antes/depois.

Indicadores Comportamentais e Emocionais

- **Autoestima**: pode haver impacto na autoestima conforme a criança se desenvolve e se torna mais consciente de suas dificuldades e capaz de comparar seu desempenho com o dos outros.
- **Motivação**: se as crianças fracassarem em uma tarefa, elas podem naturalmente ficar relutantes em continuar tentando. Isso costuma acontecer com crianças disléxicas com dificuldades de leitura. Elas podem ficar menos motivadas a ler, o que pode se estender para outras áreas da educação escolar. Algumas crianças demonstram ter muita criatividade na maneira de evitar tarefas nas quais tenham dificuldades ou em que não consigam mostrar suas plenas capacidades.
- **Sinais de não gostar da escola**: é um fator que precisa ser investigado; neste caso, é melhor descobrir do que a criança gosta e tentar enfatizar e desenvolver essa área. Se ela não gostar de ler, por exemplo, requer investigação e os pais devem agendar uma reunião para conversar na escola a respeito disso.
- **Relutância em ir para a escola**: pode ser um sinal de que as coisas não estão indo bem por alguma razão. Precisa ser investigado para verificar se é porque a criança está vivenciando muitas dificuldades no trabalho desenvolvido em aula. É necessário que essa relutância seja investigada antes de se transformar no problema principal!

Obter uma Avaliação

Este capítulo descreveu a gama de dificuldades associadas com dislexia e destacou que a dislexia não é uma entidade única, inclui uma diversidade de características. Os indicadores podem ser observados pelos pais e professores. Do mesmo modo que não existe um só gene como causa da dislexia, não existe um teste universal para identificá-la. Esclarecemos esse aspecto nos próximos capítulos, com destaque para a importância de uma avaliação completa que seja feita com uma diversidade de testes e outros procedimentos de avaliação.

Pode ser necessário que os pais iniciem a avaliação, embora na escola as discrepâncias no perfil da criança possam ser percebidas logo no início. Se isso não acontecer e os pais suspeitarem de dislexia, é necessário uma reunião com a escola urgentemente. Idealmente, a escola é o primeiro lugar para o qual uma mãe e/ou pai preocupados com seu filho ou sua filha devem ligar. Ou os pais podem iniciar a avaliação com um psicólogo particular que faça uma bateria de testes. Os detalhes desse procedimento e os testes são abordados em capítulos deste livro.

No Reino Unido, o Health and Care Professions Council (Conselho de profissões de saúde e cuidados, em tradução livre), HCPC, dispõe em seu *site* uma lista de psicólogos particulares registrados nessa instituição (disponível em: www.hcpc-uk.org). No Brasil, o Conselho Federal de Psicologia (disponível em: site.cfp.org.br) tem um serviço de busca pelo nome do psicólogo, entre outras opções. Visite os *sites* dos conselhos regionais de psicologia (estaduais), cada estado tem uma abordagem diferente.

Algumas organizações locais que tratam a dislexia podem ter uma lista de psicólogos atuantes em sua área geográfica. Porém, como afirmamos, as preocupações dos pais devem ser discutidas primeiro com a escola.

No Reino Unido, há um número crescente de professores especialistas em avaliação, que passaram por treinamento especializado. Alguns são especialistas independentes que podem atender em consulta particular. A principal diferença em relação aos psicólogos é que os professores especialistas não são qualificados para usar testes «fechados» como a Wechsler Intelligence Scale (Escala de Inteligência Wechsler – consulte no Apêndice 1 uma descrição dos testes de avaliação). Entretanto, eles têm acesso outros testes de capacidade, como o Wide Range Intelligence Tests (testes de inteligência de faixa ampla), WRIT, desde que tenham *status* de ensino qualificado e adicional, além de diploma de pós-graduação ou mestrado. Essa qualificação deve ter sido feita na área de SEN (necessidades educacionais especiais), SpLD (superposição com outras dificuldades de aprendizagem específicas) ou outro campo relevante.

Os professores especialistas em avaliação podem acessar uma ampla gama de testes, e portanto, fornecer um relato completo e detalhado com recomendações apropriadas com base nos achados da avaliação.

Conclusão

Observamos até aqui a ampla gama de fatores associados com a dislexia, por isso é necessária uma avaliação abrangente. Este capítulo de abertura mencionou a necessidade de identificação precoce e clara das necessidades específicas de crianças pequenas com dislexia. Os pais e os professores devem considerar a dislexia de maneira mais ampla e não se concentrarem em um fator único.

É importante perceber que nem todas as crianças com dislexia têm o mesmo perfil, isso significa que não precisam do mesmo tipo de intervenção. Por esse motivo, os pais necessitam buscar aconselhamento antes de comprar produtos caros ou tratamentos anunciados comercialmente. A escola pode dar essa orientação, mas há outros recursos úteis, como as associações locais e nacional de dislexia de seu país. No Reino Unido há a British Dyslexia Association, o Helen Arkell Centre e Dyslexia Scotland, e nos EUA existem organizações como a International Dyslexia Association.

No Brasil, temos a Associação Brasileira de Dislexia, ABD (https://www.dislexia.org.br) e a Associação Nacional de Dislexia, AND (https://www.andislexia.org.br/), além dos órgãos estaduais e municipais.

Se a avaliação for particular, o psicólogo ou professor especialista em avaliação pode recomendar programas e estratégias apropriadas com base no perfil individual da criança.

Os capítulos seguintes desenvolverão alguns dos tópicos mencionados aqui, discutirão o propósito e a prática da avaliação e a importância de recomendações que podem ajudar a criança ou o jovem com dislexia a ter uma experiência educacional bem-sucedida.

No decorrer deste livro e durante uma uma avaliação, é comum que pais iniciantes no processo e outros profissionais envolvidos se deparem com termos com os quais não estão familiarizados. Consulte as explicações dos conceitos no **Apêndice 2**, "Glossário de termos" à medida que lê e sempre que achar necessário.

Capítulo 2

Ser Disléxico

Cada pessoa disléxica tem uma história diferente, um perfil de capacidades e dificuldades específico e uma maneira única de lidar com essas dificuldades. Entretanto, descobrimos, no decorrer de muitos anos de trabalho com pessoas disléxicas, que alguns temas são recorrentes. Vimos esses mesmos temas em vários livros, *blogs* e vídeos que descrevem o que é ser disléxico do ponto de vista da pessoa com dislexia. Em um dos livros que indicamos, *Dyslexia scotland*, a soletração e a gramática foram escritas do modo original que as pessoas falaram, pois foi importante para o autor ouvir as histórias das pessoas e registrá-las do modo que elas contaram. Este capítulo é muito interessante para os pais, esperamos que lhes dê esperança, apoio e os ajude a ver o lado positivo da dislexia, além dos desafios que podem ser vivenciados pela criança.

Queremos destacar também a importância de manter um bom nível de comunicação com a criança para entender a visão particular dela. É claro que as crianças (e seus pais) nem sempre vão querer conversar sobre isso, mas é importante os pais saberem que as crianças podem falar sobre sua sensação de ser disléxico no momento certo para elas. Certamente, um dos temas que reaparecem nas entrevistas de Rooke (2018) é que a dislexia não é algo que possamos simplesmente ver:

> A dislexia para mim é como ter um superpoder. As pessoas podem me ver, mas não entendem como eu faço aquilo que faço. (ROOKE, 2018, p. 29)

Isso significa que realmente precisamos tentar descobrir o máximo que pudermos a respeito de como a dislexia afeta cada criança. Não é de surpreender que, para muitas delas, a experiência de ser disléxico seja negativa, especialmente se estiverem no estágio em que elas e as pessoas que as rodeiam ainda não entenderam o que está acontecendo. Felizmente, há muitos aspectos e experiências positivos. Vamos falar sobre eles e como podem ajudar a melhorar os resultados da criança.

Possíveis Experiências Negativas do Disléxico

As desvantagens potenciais de ser disléxico são discutidas a seguir, classificadas em:

- autoestima das crianças;
- esforço extra em acompanhar o trabalho da aula;
- relacionamento com colegas, professores e pais;
- tipo e nível correto de apoio.

Autoestima

A primeira coisa que muitas pessoas dizem quando descobrem que são disléxicas é que elas se sentem aliviadas por saber que não são "burras". Descrevem períodos em que duvidavam de si mesmas, quando observavam os colegas que pareciam lidar mais facilmente com as coisas. Elas ficavam com raiva de si mesmas ou frustradas. Há descrições de períodos em que se sentiam desmerecedoras, envergonhadas ou constrangidas:

> Eu odiava a escola porque não conseguia entender o conceito daquilo que os professores estavam tentando ensinar. Eu sempre me colocava pra baixo, sentia que não tinha valor e acreditava que era burra e idiota. Eu era muito infeliz e envergonhada e também ficava muito constrangida. Tantos sentimentos nos ombros de uma criança pequena. (DYSLEXIA scotland, 2011, p. 17)

Eu me perguntava "por quê?" desde que tinha 4 anos! Por que as outras pessoas conseguem fazer isso e eu não consigo? (REID; KIRK, 2001, p. 159)

Brian Conley, apresentador, ator e cantor, descreve que nos primeiros anos de escola ele sentia como se tivesse saído de outro planeta. O ex-jogador de rugby Kenny Logan descreve a ansiedade que fazia com que sentisse uma dor constante em seu interior (ROOKE, 2016). Algumas vezes, as crianças têm a sensação de que deveriam acompanhar a turma, porque sabem que têm capacidade, mas algo as impede, e assim começam a pensar que deve haver alguma coisa errada com elas. Quando falamos sobre esses assuntos, sempre fazemos questão de esclarecer que a dificuldade tem mais a ver com a **maneira** que se pede à criança que faça algo (por exemplo, receber muitas instruções verbais de uma só vez) ou com o modo que se pede à criança para demonstrar conhecimento (como ter de escrever sentenças completas, em vez de itens ou ainda responder em voz alta). Pretendemos sempre enfatizar os aspectos positivos do perfil e das capacidades da criança.

Esforço Extra para Acompanhar o Trabalho da Aula

Os alunos disléxicos costumam descrever o enorme esforço que têm de fazer para acompanhar a turma durante as aulas. É difícil manter o nível necessário, e às vezes ficam completamente perdidos. Isso acontece mais frequentemente quando estão cansadas, com fome ou sede. As crianças podem estar exaustas e, algumas vezes, irritáveis quando voltam para casa e nem sempre têm vontade de fazer lição de casa.

Eu queria muito aprender e me esforçava muito... Eu tinha de ficar em pé na sala e ler em voz alta, sempre gaguejava e, muitas vezes, por pura frustração, perdia o controle, espalhava os objetos na mesa e saía correndo, chorando. (REID; KIRK, 2001, p. 159)

Tenho lembranças horríveis de ouvir um monte de perguntas e não ser rápido o bastante. (Anotações de entrevista de Guise)

Relacionamentos com Colegas, Professores e Pais

Uma das dificuldades que as crianças disléxicas costumam mencionar é o fato de que seus esforços extras para acompanhar as aulas e fazer um bom trabalho podem passar despercebidos. É claro que nem sempre é fácil alguém de fora ver o quanto uma criança está tentando se concentrar quando, na superfície, parece o contrário, como se ela estivesse devaneando ou "viajando". Do ponto de vista da criança, porém, isso é muito injusto.

> Apesar de todos os meus esforços para impressionar os professores e outros alunos, meus professores achavam que eu não estava me esforçando. (DYSLEXIA scotland, 2011, p. 90)

> Disseram que eu era desleixado, que devia ir mais devagar e dar mais atenção aos detalhes... Eu sentia muito medo na escola. (Anotações de entrevista de Guise)

É especialmente difícil quando a desaprovação dos professores ou dos pais fica óbvia para os outros — os colegas da criança – que podem ser muito cruéis com alguém que parece diferente e não consegue se adequar. Essa situação costuma gerar diversas reações. Algumas crianças se retraem e fazem o que podem para não serem notadas. Infelizmente, ao fazer isso perdem oportunidades de receber apoio. Outras fazem o oposto e tentam agradar os colegas sendo o "palhaço da classe" ou fazem tudo que podem para evitar tarefas que demonstrem suas fraquezas. O aventureiro motociclista da TV Charley Boorman descreve que teve muitos problemas na escola e reconhece esse padrão de comportamento em outras crianças disléxicas (ROOKE, 2016).

As crianças disléxicas sentem-se mal quando têm resultados fracos ao se compararem com os amigos. É possível que descubram que isso afeta seus relacionamentos com os amigos próximos; pode ser difícil não sentir inveja ou ressentimento.

> Eu tenho um grupo de amigos muito inteligentes e tentar agir como eles estava fazendo eu me sentir melhor por dentro... Todos estavam falando como o trabalho era difícil e como eles detestavam revisão e como foram mal nos exames e, depois, todos abriram os envelopes no dia dos resultados e tiraram A com estrela. Eu pensei "seus mentirosos". Eu abri o meu e tudo que esperava havia sido tirado de mim. (ROOKE, 2018, p. 102-103)

Ter o Tipo e o Nível Certos de Apoio

Quando conversamos com alunos disléxicos ou com adultos sobre seus anos na escola, eles explicam que não tiveram o tipo e o nível de apoio adequado para suas necessidades. Há muitas razões para isso. Mas há casos em que as pessoas admitem que rejeitaram ajuda porque não queriam ser consideradas diferentes dos amigos.

Os exemplos a seguir enfatizam a importância da avaliação, geralmente ela dá acesso a um caminho mais suave e mais adequado ao indivíduo e ajuda a amenizar alguns dos fatores estressantes que podem acompanhar a dislexia. Os pais, em especial, costumam ficar aliviados e bastante emocionados durante a entrevista devolutiva quando recebem o diagnóstico. Portanto, a avaliação pode ser o ingrediente crucial para o sucesso. Ela também promove a autodefesa, e isso é fundamental para os jovens com dislexia, principalmente enquanto avançam nos estudos, na educação universitária e no local de trabalho! A autodefesa pode surgir do autoconhecimento, e a avaliação proporciona esse autoconhecimento ao indivíduo.

> Passaram-se 25 anos antes que eu pudesse encontrar palavras para escrever sobre dislexia. Mesmo agora tenho a sensação de constrangimento por chamar atenção para isso. É uma preocupação em não causar confusão, ser comparado a pessoas com maior necessidade, mas talvez, acima de tudo, é uma sensação ardente e duradoura de que isso é uma desculpa para preocupação ou burrice. (DYSLEXIA scotland, 2011, p. 49)

Essa atitude pode se estender às adaptações de exames, quando a diferença é identificada e se recomenda que um aluno tenha mais tempo ou acesso a um computador, mas ele rejeita a oportunidade. O jogador de futebol escocês Steven Naismith escreveu que não queria ser tirado da turma, mas seus pais o obrigaram a ter apoio. Depois ele ficou completamente feliz por ter feito isso e ter tido o tempo extra de que precisava nos exames (ROOKE, 2016).

Em nossa experiência, mesmo quando as pessoas sabem alguma coisa a respeito de dislexia, nem sempre entendem todas as implicações. Elas podem ter consciência das possíveis dificuldades com leitura ou soletração e aspectos da escrita. Porém, talvez não percebam que as complexidades subjacentes à dislexia causam problemas em outras áreas, como na grande dificuldade de fazer anotações copiando da lousa ou quando alguém está ditando. Reter uma lista de instruções verbais pode ser muito difícil. Quanto maior e menos estruturada for a tarefa, mais desafiadora será. Alunos disléxicos geralmente têm dificuldade em produzir um trabalho escrito extenso bem estruturado e sem erros gramaticais.

O aluno disléxico sente que não tem apoio porque essas questões não são abordadas. Descobrimos que essa percepção geralmente ocorre nos estágios posteriores da educação, porque as demandas são maiores e os professores especializados nem sempre têm o mesmo conhecimento sobre desenvolvimento de alfabetização (literacia) do que aqueles que trabalham nos primeiros estágios da educação. É claro que o aluno disléxico também pode não conhecer esses aspectos da dislexia, mas mesmo assim é capaz de perceber que suas necessidades não estão sendo completamente satisfeitas.

Para aqueles alunos disléxicos com grande aptidão, pode parecer que a ajuda não está bem ajustada a suas necessidades. Eles expressam frustração por ter de passar tempo em serviços de apoio, trabalhando com coisas que acham fáceis demais, quando o que poderia funcionar melhor seria ter mais tempo para fazer o que se pede e a oportunidade de mostrar do que são capazes. Uma ideia é dar menos exemplos de um novo conceito a ser aprendido e, efetivamente, mais tempo para completar esses exemplos. Outras sugestões são possibilitar o acesso a tecnologias e apoiar habilidades de estudo mais genéricas, de modo que o aluno possa trabalhar independentemente.

Experiências Positivas do Disléxico

É muito importante destacar os aspectos positivos da dislexia e as estratégias usadas pelas crianças para aumentar a autoestima e o desempenho pessoal. Os temas abordados aqui são:
- criatividade e pensamento "fora da caixa";
- habilidades de solução de problemas e engenhosidade;

- autoconhecimento;
- apoio e compreensão dos outros;
- modelos de papéis;
- defesa.

Criatividade e Pensamento "Fora da Caixa"

Muitas pessoas disléxicas passaram a valorizar a própria perspectiva diferente ao se compararem com a maioria das pessoas. Esse tema está bem trabalhado no livro *Creative, successful, dyslexic* (Criativo, bem-sucedido, disléxico) de Rooke (2016). David Bailey, o fotógrafo mundialmente renomado, escreve que se sente feliz por ser disléxico. Ele se destaca dos outros que podem estar olhando para a mesma coisa porque pensa de modo diferente e, literalmente, vê de modo diferente. Eddie Izzard é um premiado humorista e ator que sente que, por ser disléxico, faz conexões "laterais" e incomuns, e essa é uma parte crucial de sua criatividade. A dislexia pode ser um trunfo no mundo dos negócios — Sir Richard Branson descreve como sua "maior força". Ele passou a simplificar as coisas, concentrando-se naquilo em que é bom e a delegar tarefas nas áreas em que é mais fraco.

Nas conversas devolutivas, muitas vezes enfatizamos o fato de que a criatividade é difícil de ensinar, então quando surge naturalmente é maravilhoso. Sempre é bom quando as crianças já têm percepção do talento raro que têm:

> Eu sou um garoto disléxico de 11 anos e, embora quando era mais novo a dislexia ganhasse de mim, agora eu a vejo como um dom, o poder de ver o mundo em uma dimensão diferente. (DYSLEXIA scotland, 2011, p. 197)

> Eu sinto que meu cérebro foi criado diferente do cérebro de todo mundo. Eu penso em um cérebro atingido por um raio de inteligência. (ROOKE, 2018, p. 25)

Habilidades de Solução de Problemas e Engenhosidade

Algumas vezes as pessoas disléxicas não se consideram criativas no sentido artístico, mas mesmo assim têm a capacidade de solução de problemas desenvolvida. Essa pode ser uma característica da dislexia ou o resultado de sempre ter de pensar em modos novos ou diferentes para lidar com o que é simples para as outras pessoas. Certamente, as pessoas disléxicas muitas vezes são muito engenhosas em criar estratégias para desenvolver seu potencial. Algumas delas descreveram essa situação como um resultado positivo de experiências negativas:

> O diretor me disse que eu não chegaria a lugar algum a menos que melhorasse drasticamente. Talvez seja por isso que eu me obriguei a ir o mais longe que pudesse em minha carreira. (REID; KIRK, 2001, p. 157)

Algumas das crianças entrevistadas por Rooke (2018) disseram que é realmente importante trabalhar mais e não usar a dislexia como desculpa para evitar fazer coisas porque isso afasta oportunidades de crescimento:

> A melhor coisa na dislexia para mim é que eu tive de me esforçar mais. As pessoas que pensam que são boas em alguma coisa podem escolher o caminho mais fácil, mas o que é mais fácil para elas é muito difícil para mim. A determinação me faz aprender. Eu nunca desisto. Sempre fico tentando. (ROOKE, 2018, p. 170)

Theo Paphitis, um ex-juiz de *Dragon's Den*, *reality show* britânico de negócios transmitido pela BBC, escreveu que todas as numerosas dificuldades que ele teve na escola o ensinaram a olhar para uma situação, descobrir o que estava dando errado e pensar em uma solução para resolvê-la.

Autoconhecimento

Descobrimos, ao trabalhar com pessoas disléxicas, que elas desenvolvem, com o tempo, uma percepção aguda do que funciona para elas relacionada ao modo que aprendem e como podem demonstrar seu conhecimento. Há muitos casos em que descobrir que é disléxico torna-se uma experiência positiva. Um menino pequeno descreve como ficou feliz ao descobrir que havia um motivo para suas dificuldades:

> Quando me disseram que eu era disléxico, tudo se encaixou. Isso explica quem eu sou e fiquei aliviado por saber disso e o que significa para mim. (ROOKE, 2019, p. 162)

Ao atuarmos como professores para um grupo amplo de alunos, descobrimos que aqueles que talvez nunca tenham se esforçado na escola sentem que parecem "bater a cabeça na parede" quando as coisas ficam difíceis. Assim, alunos disléxicos podem ter o autoconhecimento mais desenvolvido, elemento crucial para a aprendizagem independente. O maior objetivo de qualquer professor ou pai deveria ser conduzir a criança até que ela possa transferir suas estratégias e habilidades para novos contextos e novos ambientes.

Apoio e Compreensão dos Outros

Algumas das crianças nas entrevistas feitas por Rooke (2018) falam sobre a vantagem de perceber que as outras pessoas podem ser gentis e dispostas a ajudar:

> Muitos dos meus amigos me ajudam com as palavras em que tenho dificuldade. Na verdade, ser disléxico me mostrou como as pessoas são legais. Meus amigos estão interessados no que eu faço. Eles dizem que eu sou melhor do que eles em algumas coisas, e eu digo que não sou melhor, e sim que somos todos diferentes... Nós ajudamos uns aos outros. (ROOKE, 2018, p. 119)

Em quase todas as histórias positivas de dislexia, as pessoas mencionam o valor do apoio e da compreensão de irmãos, colegas, pais e professores:

> Se não fosse alguns dos professores incríveis que eu tive sorte de encontrar, minha educação teria um resultado muito diferente. No fim das coisas, com a gentileza, o apoio, a paciência e o bom humor deles, conseguimos encontrar juntos as pequenas soluções que eu pude aplicar sozinho... Para mim,

viver com dislexia tem sido uma grande aventura que no início parecia ser algo que eu teria de me esforçar para superar. (DYSLEXIA scotland, 2011, p. 12)

A escola secundária foi potencialmente difícil, mas logo aprendi a usar estratégias de convivência e recebi muita ajuda de meu professor de inglês, que me dava apoio individual na hora do almoço... Tive sorte de ter apoio da minha família e dos amigos. (REID; KIRK, 2001, p. 166)

Richard Rogers, um arquiteto premiado que trabalhou no Centro Pompidou em Paris, escreveu que seus pais o amavam e o apoiavam e sempre o incentivaram a mirar alto. Na opinião dele, essa é a melhor coisa que um pai pode fazer — e isso não custa nada (ROOKE, 2016).

É claro que é importante que a criança disléxica se sinta capaz de pedir e de aceitar ajuda e apoio. O conselho de Kenny Logan para as crianças é que ele desejava ter sido corajoso o bastante na infância para admitir como as coisas eram difíceis para ele na escola (ROOKE, 2016).

Modelos de Papéis

É comum que haja outra pessoa disléxica na família, o que pode ajudar muito porque essa pessoa compreenderá as dificuldades enfrentadas pela criança com dislexia. Se um dos pais ou irmão mais velho for disléxico, pode ser considerado um modelo. O senso de humor também ajuda muito a diminuir as dificuldades:

Estou feliz por meu pai ter dislexia porque isso nos faz rir. (DYSLEXIA scotland, 2011, p. 4)

Defesa

Para receber o apoio de que precisam, as pessoas disléxicas muitas vezes têm de negociar em seu favor, o que certamente acontecerá nos estágios posteriores da educação. As necessidades de aprendizagem mudam com o decorrer do tempo e em relação ao tipo de trabalho no qual atuam. Em suas entrevistas com crianças disléxicas, Rooke (2018) descobriu que muitas delas também queriam ajudar outras crianças disléxicas e é comum dizerem que gostariam de ser professores:

> Vou estudar na universidade para ser professor do Ensino Fundamental. Quero ser professor e gostaria de ajudar as pessoas, quando crianças, a descobrirem tudo que é importante, como ler e escrever. Quero tornar isso divertido e mais fácil para elas. (ROOKE, 2018, p. 160)

As pessoas com dislexia certamente trazem um *insight* muito valioso para o processo de ensino e aprendizagem. Cuidar dos outros tem sido descrito por algumas crianças como um dos possíveis efeitos de ter de lutar com a dislexia.

É interessante notar que Benjamin Zephaniah, que se descreve como poeta, escritor, letrista, músico e criador de problemas, escreve que, se as pessoas não entendem a dislexia, devem se informar sobre isso — não é a pessoa disléxica que tem de mudar seu modo de aprender (ROOKE, 2016). Nós acrescentaríamos que as pessoas que não são disléxicas podem estar muito dispostas a ajudar, mas precisam de algumas orientações!

Esperamos que este capítulo tenha colaborado para sua compreensão por meio dos relatos das pessoas disléxicas. Como observado anteriormente, as crianças e os pais nem sempre têm inclinação ou palavras para expressar seus sentimentos sobre a dislexia. As experiências de outras crianças servem de ponto de partida para a boa comunicação e troca de ideias sobre o fato de ser disléxico.

Capítulo 3

O Propósito da Avaliação

Por que a avaliação é importante e necessária? Nós descobrimos que muitos pais e professores fazem essas perguntas, com razão, especialmente se for solicitada uma avaliação independente (particular). A avaliação independente acontece, geralmente, fora da escola, mas a escola pode preparar o ambiente para que a avaliação aconteça na instituição. A vantagem é que o *feedback* pode ser dado ao professor (ou professores) e aos pais ao mesmo tempo. Reforçamos o argumento apresentado no capítulo anterior: a comunicação entre todas as partes envolvidas é um aspecto crucial da avaliação. De modo geral, as escolas têm seus próprios procedimentos para avaliar as crianças, mas quando a criança não responde — apesar de uma intervenção adequada — pode ser solicitada uma avaliação mais detalhada por um psicólogo ou um professor especialista. Se o problema for relacionado à fala, um fonoaudiólogo especialista em linguagem deve ser consultado. Se o problema for mais uma questão de coordenação e movimento, a consulta com um terapeuta ocupacional é apropriada. Portanto, há várias razões diferentes para uma avaliação ser solicitada, mas alguns fatores são comuns.

Razões para Avaliações pela Escola e Independente

- A avaliação pode ser usada para propósitos **diagnósticos**, isto é, para identificar se o problema existe e se as dificuldades cumprem os critérios para dislexia ou alguma outra SpLD (superposição com outras dificuldades de aprendizagem específicas).

- A avaliação pode ter a função de ferramenta **preditiva**, para obter informações que deem ao professor subsídios para prever como a criança vai lidar com aspectos específicos do currículo. Entretanto, ao ser usada dessa maneira, as informações da avaliação podem ser mal empregadas: podem dar origem a restrições curriculares desnecessárias para a criança. Esse é um dos "usos equivocados" dos testes de QI, pois dependendo do modo como são considerados, provocam situações nas quais a criança avaliada com QI baixo é prejudicada em termos de acesso curricular e expectativas, e é claro que isso deve ser evitado a todo custo.

- A avaliação pode ser usada de maneira "**normativa**", comparando a criança com os colegas. Alguma cautela deve ser aplicada aqui, pois a escola pode ter uma proporção capacidade-desempenho mais alta do que a média. No entanto, é útil obter algum tipo de dado sobre como a criança está progredindo em relação aos outros da mesma faixa etária.

- Se a criança já tiver sido avaliada, outra avaliação pode contribuir para **o monitoramento e o acompanhamento**. São elementos importantes de qualquer avaliação, pois ajudam a mensurar o efeito do ensino. As escolas geralmente preferem uma avaliação contínua. Isso é muito importante, porque as fichas de progresso podem ser obtidas com relatórios semestrais ou finais.

- A avaliação deve estar **vinculada ao ensino**. Deve haver um elemento prescritivo na avaliação, e ela deve **fornecer sugestões para as abordagens ou programas de ensino**. Este vínculo é um elemento muito importante em todas as avaliações, mas especialmente nas avaliações independentes, pois esse tipo de avaliação pode dar a uma visão mais ampla do ensino e aprendizagem e sugerir abordagens além das usadas na escola.

A Importância do *Feedback*

O *feedback* depois da avaliação é muito importante e pode justificar a necessidade de outra avaliação. Se houver a sensação de que a criança pode ter dificuldades disléxicas e a avaliação estiver sendo realizada para descobrir se esse é realmente o caso, é essencial a entrevista devolutiva com essa informação, especialmente para os pais. Para que as dificuldades sejam efetivamente abordadas, é importante que a escola, os pais e as crianças trabalhem de modo colaborativo.

O *feedback* pode assumir diversas formas, veja a seguir.

- **Reuniões na escola:** talvez seja a forma mais efetiva de *feedback*, porque todos os envolvidos provavelmente estarão presentes. Na sessão, o avaliador explica o tipo de avaliação realizado e os testes aplicados. Os resultados da avaliação são mostrados e, talvez, feitas algumas comparações com os achados de outros alunos da mesma faixa etária. É muito importante indicar os próximos passos e devem ser usadas as abordagens de ensino e aprendizagem à luz da avaliação.

  A importância desse tipo de reunião é propiciar avaliações multidisciplinares na escola, portanto, vários profissionais podem estar envolvidos: o professor, a direção da escola, o psicólogo, o professor especialista, além de outras pessoas envolvidas, incluindo os pais.

  É um modo de reunir a todos, ajuda a formar unidade e a entrar em acordo quanto ao que precisa ser feito depois da avaliação.

- **Reunião com o avaliador independente:** provavelmente ocorre com o psicólogo, o professor especialista avaliador ou outros profissionais que estejam envolvidos na avaliação. É especialmente útil para os pais, pois costuma ser uma reunião individual e menos intimidante do que uma grande reunião na escola. Mas se essa reunião acontecer fora da escola, os pais precisam levar o relatório à escola e discuti-lo com os profissionais dela.

É também possível que o avaliador independente acompanhe os pais em uma reunião na escola.

- **O relatório escrito:** é parte importante da avaliação. O relatório geralmente é um documento escrito e formal que pode ser incluído nos registros escolares se os pais desejarem. Os detalhes do relatório serão apresentados no próximo capítulo, mas em geral deve relacionar todos os testes que foram usados e os resultados obtidos, explicar o significado dos resultados e as implicações para aprendizagem e a prática em sala de aula. Um diagnóstico, se apropriado, também será fornecido. Uma parte importante do relatório é a seção de recomendações, que deve ser útil para os pais e para a escola.

- **Reunião de revisão:** algum tempo depois da avaliação inicial, deve ser realizada uma reunião de revisão. Em algumas situações, por exemplo, quando for desenvolvido um Individual Education Plan (plano individual de educação), IEP, ou algo equivalente — um Individualized Education Program (programa de educação individualizado), inclui-se uma revisão obrigatória. Em qualquer caso, é uma prática recomendada revisar o progresso, especialmente se um novo programa ou abordagem tiver sido implementado.

O Que a Avaliação Deve Fornecer?

A avaliação deve fornecer alguns ou todos os itens descritos a seguir.

- **Indicar os pontos fortes e fracos ou as preferências de aprendizagem do aluno:** é importante examinar os pontos fortes, além das dificuldades, e considerar o modo que a criança aprende melhor. Isso pode dar um tom mais positivo à avaliação. Além disso, é uma boa ideia iniciar uma lição ou um novo aprendizado explorando as áreas mais fortes do aluno.

- **Indicar o nível atual de desempenho do aluno nas conquistas:** fator importante, porque é com base nele que se decide quais recursos ou abordagens podem funcionar melhor. Essa indicação também ajuda a definir metas de desempenho.

- **Explicar o nível de progresso do aluno:** é útil obter essa explicação, porque talvez seja necessário experimentar uma abordagem diferente e/ou ajustar as expectativas.

- **Informar a natureza das dificuldades vivenciadas pela criança:** é provável que a escola e os pais saibam que a criança tem dificuldade de leitura, por exemplo, mas vão querer saber por que e que tipo de dificuldade é essa. A identificação dos desempenhos e erros em leitura, escrita e soletração do aluno pode mostrar um padrão distinto, o que ajuda a identificar o caminho a seguir em termos de recursos e ensino.

- **Identificar áreas de competência e habilidades específicas:** é essencial para aumentar a autoestima da criança e fornecer *feedback* aos pais. É bom saber o que a criança **pode** fazer e não somente aquilo que ela não pode fazer.

- **Entender as preferências de aprendizagem do aluno:** cada criança tem uma maneira diferente de aprender, portanto, tem suas preferências de aprendizagem. É útil ter alguma ideia de quais são essas preferências durante a avaliação ou pelo uso de testes específicos. Esse tipo de informação pode ser útil para pais e professores.

- **Indicar os aspectos do currículo que podem interessar e motivar o aluno:** é fundamental identificar os interesses e as áreas que podem inspirar uma criança com qualquer tipo de problema de aprendizagem. A motivação é essencial, pois é muito comum que a criança com dificuldades se sinta desmoralizada. Este é, de fato, um ponto de partida útil quando se procura um novo programa ou abordagem de aprendizagem para a criança disléxica.

- **Identificar aspectos específicos do currículo que são desafiadores para a criança:** essa é a vantagem da avaliação feita na escola ou de obter informações da escola para uma avaliação independente fora dela. É útil que o avaliador tenha uma ideia dos aspectos específicos do dia escolar que são desafiadores para o aluno. Pode ser que ele não entenda completamente a tarefa ou os passos necessários para resolver o problema. É provável que nem todos os aspectos do currículo sejam desafiadores, assim, é importante saber quais são os mais problemáticos para a criança. Com esse conhecimento, o avaliador está em posição de fazer sugestões que ajudem a minimizar os desafios.

- **Indicar o desenvolvimento emocional e social:** é importante não subestimar esse aspecto. Com muita frequência, as dificuldades de aprendizagem da criança se tornam proeminentes na avaliação e no relatório posterior. Os fatores emocionais e sociais contribuem para a autoestima, e as pesquisas indicam claramente que a autoestima positiva é importante para a motivação e o progresso da aprendizagem. A avaliação deve indicar estratégias e, talvez, recursos que aumentem a autoestima. Isso é importante para os pais e os professores.

- **Confirmação positiva para pais e professores:** muitas vezes a avaliação confirma o que já se suspcitava, mas sua função é formalizar e contextualizar a situação. Ela explica por que a criança experimentou desafios e desfaz qualquer mal-entendido. Leia a seguir duas citações de pais que destacam esses aspectos.

Meu filho e eu mesmo aprendemos muito com a avaliação e o relatório, e eu sei que isso lhe deu compreensão de seu método de trabalho e certamente mais confiança. Teve um efeito muito positivo sobre ele.

Com esse relatório, qualquer entendimento errôneo que ocorreu no passado, descrevendo-o como "não cooperativo", será agora corrigido de maneira sustentada.

O propósito da avaliação deve ser o primeiro questionamento: Por que devemos fazer uma avaliação ou por que não fazê-la? A identificação do motivo ajuda na seleção das abordagens de avaliação a serem usadas e no tipo de resultado esperado.

A avaliação fornece um perfil da aprendizagem, pode mostrar os pontos fortes e fracos, o nível de funcionamento cognitivo e o nível de desempenho atual nas realizações básicas da criança. Esses fatores são importantes, porque há muitas evidências ligando as dificuldades cognitivas — como as de memória e velocidade de processamento — à dislexia, e a avaliação deve revelar se há dificuldades nessas áreas.

A avaliação também fornecerá informações de diagnóstico e dará sugestões sobre as estratégias do aluno e a natureza das dificuldades, os tipos de tarefas que podem apresentar complexidades e algumas razões possíveis para isso.

Por exemplo, em uma tarefa cognitiva de memória de trabalho envolvendo números invertidos, devemos nos interessar por **como** o aluno chegou à resposta correta ou incorreta. Identificar as estratégias que os alunos usaram é uma informação importante porque elas impactam na aprendizagem.

Qualquer que seja a motivação, é importante ter metas e objetivos claros, que devem ser conhecidos bem antes do início da avaliação. É importante também ver a avaliação pela perspectiva do currículo e da aprendizagem, não só de acordo com os fatores internos da criança. Obter informações da escola ajuda o avaliador a trabalhar com as barreiras para a alfabetização (literacia) e a aprendizagem vivenciadas pela criança.

Came e Reid (2008) sugerem que, ao identificar as barreiras à aprendizagem, é importante incluir as barreiras cognitivas (habilidades de aprendizagem), ambientais (experiência de aprendizagem) e o progresso nas realizações básicas (aquisição de alfabetização). Portanto, não se deve concentrar apenas na criança, mas na tarefa apresentada, nas expectativas colocadas sobre o aluno e na prontidão do aluno para a tarefa. Esses aspectos precisam ser considerados pela escola.

Um aspecto essencial é o processo de monitoramento, que deve estar fundamentado nas realizações do currículo. O processo pode ser estendido para incluir detalhes da natureza do trabalho no currículo que a criança está achando desafiador. Por exemplo, as letras que a criança conhece e não conhece, os livros que ela consegue ler fluentemente e por que isso acontece etc. Nessa abordagem, o trabalho da criança na sala de aula é considerado de maneira abrangente e detalhada ou se transformará meramente em outro tipo de lista de verificação. Além disso, é necessário um grau de precisão para ajudar o professor a verificar se a criança está alcançando as metas. Para isso, é útil ter uma amostra que deve ser extraída do trabalho real da sala de aula.

A importância desse tipo de perspectiva é que **a ênfase está nas barreiras que impedem a criança de alcançar as metas**, em vez de identificar o que ela não pode fazer. Essa é essencialmente responsabilidade da escola, porque é importante que as atitudes relativas ao progresso e de acesso ao currículo sejam consistentes. As crianças que têm dificuldades e acham aspectos do currículo desafiadores podem ser muito sensíveis. Por isso, a avaliação deve também alimentar os aspectos de autoestima, desenvolvimento social e emocional, e motivação.

A avaliação deve concluir com uma nota positiva, e é animador para a escola e para o avaliador receber *feedback* positivo dos pais e professores. Leia a seguir dois exemplos reais.

Muito obrigado. Ele vai estudar arquitetura. Antes da avaliação, nós não acreditávamos que isso seria possível.

Ela tinha pouca confiança antes da avaliação e sabíamos que havia um problema, mas a avaliação concentrou-se nos problemas de processamento e o *feedback* geral lhe deu confiança, ela levantou a cabeça e conseguiu o ouro!

Capítulo 4

O Processo de Avaliação

O processo de avaliação pode assumir diferentes formas dependendo do tipo pelo qual se optou. As diferentes formas incluem **avaliação formal realizada na escola; avaliação independente fora da escola; avaliação na escola feita por psicólogo;** e **avaliações informais, geralmente na escola, com procedimentos de observação/monitoramento e marcos escolares de progresso.** É comum os professores realizarem avaliações informais para verificar o progresso das crianças na turma, mas apenas isso pode não ser suficiente para identificação da dislexia e o desenvolvimento de um programa apropriado para crianças disléxicas. Esse tipo de avaliação algumas vezes identifica crianças que estão "em risco" de dislexia, mas depende muito dos testes e indicadores usados.

Este capítulo examina diversos procedimentos, incluindo testes e instrumentos de triagem.

Independentemente do tipo de avaliação, o procedimento deve considerar todos ou quase todos os itens descritos a seguir.

- **Razões para a avaliação e as expectativas previstas:** há sempre um motivo para avaliação, seja parte dos procedimentos da escola, seja para identificar as razões pelas quais uma criança não está progredindo. É importante que os pais tenham consciência do motivo antes da avaliação. As escolas geralmente se dispõem a informar os pais porque querem que seu filho seja avaliado — mesmo que sugiram uma avaliação independente fora da escola, devem explicar por que pensam que é necessário.

- **Consideração do contexto cultural e linguístico do aluno:** muitas escolas são multiculturais, isso precisa ser considerado durante toda a avaliação e, em especial, na seleção dos testes que serão usados. Todos os esforços devem ser feitos para garantir que a avaliação seja "justa em relação à cultura".

- **Dificuldades que a criança vivenciou nos primeiros anos:** essas dificuldades são incorporadas no contexto do desenvolvimento inicial, mas podem incluir qualquer fator pré-escolar. A escola deve fornecer as informações aos pais e, como indicado mais adiante neste capítulo, isso reforça o papel importante dos pais na avaliação.

- **Informações sobre testes anteriores e desempenhos atuais e anteriores em sala de aula:** quer a avaliação ocorra na escola, quer seja independente (particular), fora da escola, é importante que os resultados de qualquer teste anterior sejam conhecidos. É essencial que quaisquer tendências e progressos sejam notados. Por exemplo, pode ser observado que a criança sempre mostrou pontuações baixas na velocidade de processamento ou em tarefas de memória. As escolas geralmente usam os mesmos testes de leitura durante o progresso da criança no decorrer dos anos escolares, isso ajuda a ver se a criança está realmente avançando e em quais áreas. Por exemplo, a precisão da leitura pode estar melhorando, mas a compreensão da leitura pode estar estagnada.

- **A opinião do professor da turma a respeito da criança, dos pontos fortes e das dificuldades dela:** independentemente de a avaliação ocorrer dentro ou fora da escola, é importante saber a opinião do professor da turma. Apesar de parecer óbvio e garantido, deve-se dedicar tempo para que o professor da turma dê opiniões e as expanda com exemplos.

- **Um perfil de aprendizagem individual para o aluno:** o perfil fornece um esboço dos pontos fortes e fracos do aluno e indicadores para a ação. Também pode ajudar com informações necessárias para um IEP — Individual Education Plan, plano de educação individual — ou similar (Individualized Education Program, programa individualizado de educação, como é chamado nos EUA).

- **Implicações:** para o indivíduo, a escola ou faculdade, os pais e a família, e para escolha de carreira e foco nos estudos, de acordo com a idade do aluno. É importante porque une a avaliação às necessidades educacionais do aluno, na escola ou fora dela.

Listas de Verificação e Instrumentos de Triagem

Existe um grande número de listas de verificação (de qualidade diversificada), mas grande parte das informações necessárias para uma avaliação completa e o diagnóstico das dificuldades **não pode** ser condensada em uma lista de verificação básica. A avaliação é um processo dinâmico e, idealmente, deve envolver uma gama de estratégias e ferramentas, ser realizada no contexto da aprendizagem no decorrer de um período. É por isso que, se a avaliação ocorrer fora da escola, devem ser obtidas informações atuais e de contexto sobre o desempenho escolar.

Idealmente, a pessoa ou equipe que faz a avaliação deve ter informações sobre o currículo, as abordagens de ensino, o contexto de aprendizagem e o progresso do aluno na escola desde os primeiros anos. Uma lista de verificação pode fornecer indicadores para a avaliação de acompanhamento. Por exemplo, no Reino Unido, a British Dyslexia Association tem uma lista de verificação muito útil para o ensino fundamental, que consiste em 38 perguntas que focam nos pontos fortes e nas dificuldades. Inclui leitura e velocidade de leitura, escrita e cópia de informações, seguimento de instruções, autoestima, pontos fortes, além de solução de problemas. É uma lista de verificação surpreendente porque inclui uma ampla gama de fatores. O fato é que a dislexia não deve ser definida de modo muito limitado, com apenas alguns indicadores, na verdade inclui muitos sinais e características. Há também uma lista de verificação para o ensino secundário.

O Dyslexia Screener Pack (idades de 5 a mais de 16 anos da GL Assessments) é um dos conjuntos de ferramentas de triagem bem estabelecidos. O pacote de triagem consiste em uma "ferramenta de triagem de dislexia", um "portfólio de dislexia" e uma "orientação para dislexia". A ferramenta de triagem são dois testes que cobrem três áreas: capacidade, realização e diagnóstico. O portfólio é considerado um acompanhamento da ferramenta de triagem e se destina aos alunos que causaram preocupação depois da administração da ferramenta de triagem inicial. O portfólio fornece um perfil de pontos fortes e fracos que pode ser traduzido em um plano de ensino individual. O conjunto inclui um manual de orientação com conselhos e atividades para uso na sala de aula ou em pequenos grupos. O *site* de apoio também inclui conselhos e amostras de relatórios, inclusive uma amostra de relatório para uma criança que foi avaliada como disléxica, que é relevante para os pais e também para a escola.

A GL Assessment também oferece um bem estabelecido conjunto de ferramentas de triagem para dislexia (www.gl-assessment.co.uk/products/lucid, em inglês). Esses incluem o Lucid Exact, que examina os ajustes de acesso de exames; Lucid Rapid, ferramenta de triagem curta para dislexia, de toda a turma; LADS, ferramenta de triagem para a faixa etária acima de 15 anos; CoPS, ferramenta de triagem de dislexia para crianças pequenas; LASS, que identifica tendências disléxicas e outras necessidades de aprendizagem; RECALL, que examina a velocidade e a eficiência da memória de trabalho; e VISS, que examina o estresse visual. Há também dois testes de reforço: reforço de memória e reforço de compreensão. O *site* contém uma lista de informativos interessantes e valiosos sobre dislexia.

SNAP, Special Educational Needs Assessment Profile 2018 (Perfil de avaliação de necessidades educacionais especiais 2018) disponibiliza avaliações *on-line* projetadas para identificar dificuldades comportamentais e de aprendizagem específica e intervenções direcionadas com base na identificação. SNAP inclui informações da família e da escola e segue os estágios de avaliação-plano-ação-revisão definidos no SEND Code of Practice (2015). Ele apresenta intervenções para 20 dificuldades de aprendizagem, 86 intervenções para as idades de 4 a 6 anos e 134 para idades de 7 a 16. Alguns programas comerciais de leitura desenvolveram *sites* com um banco de recursos que pode ser obtido e usado facilmente por pais e também por escolas. Um desses exemplos é o programa Nessy, que tem informações para "pais e tutores de educação em casa", programas e estratégias de leitura e soletração, uma "ferramenta de triagem de busca de dislexia", que é baseada em jogo para dislexia, e seis jogos que envolvem memória, percepção fonológica e velocidade de processamento.

O Que uma Avaliação Deve Considerar?

Embora as ferramentas de triagem sejam bastante úteis, em muitos casos ainda será necessário realizar uma avaliação completa para dislexia. A avaliação para dislexia deve considerar quatro aspectos essenciais: os **pontos fortes**, as **dificuldades**, a **amplitude e variação das pontuações** e as **diferenças de aprendizagem** expressas pelo aluno. Esses fatores, além do histórico e do desempenho escolar contínuo, ajudam a determinar se a criança tem dislexia ou alguma outra SpLD (superposição com outras dificuldades de aprendizagem específicas). Mesmo que não seja feito um diagnóstico, a avaliação fornece informações essenciais que contribuem para um perfil de aprendizagem. Essas informações fundamentam o desenvolvimento de um programa de aprendizagem e o direcionamento de quaisquer outras considerações relacionadas ao currículo que precisem ser feitas.

Pontos Fortes

É importante que os pontos fortes do aluno sejam observados na avaliação. Com muita frequência, as crianças com dislexia têm pontos fortes visuais e podem preferir usar estratégias visuais para leitura. Elas podem ter pontuação bastante alta em algumas das atividades visuais em diversos testes (veja no Apêndice 1 uma lista das habilidades visuais avaliadas nos testes cognitivos WISC 5 e WAIS 4).

Em leitura, o aluno pode ter um ponto forte em compreensão, mas dificuldade na precisão da leitura. Ou pode acontecer o contrário: ele pode ler muito bem, mas ter dificuldade em entender o que lê ou na fluência da leitura (velocidade).

Se os pontos fortes do aluno forem habilidades sociais, esportes ou atividades práticas, isso deve ser enfatizado na avaliação e no relatório porque dá uma "pista" dos interesses dos alunos e ajuda com a motivação.

Dificuldades

As crianças com dislexia podem vivenciar diversas dificuldades, algumas delas foram indicadas no Capítulo 1. A principal dificuldade geralmente está relacionada à decodificação ou à codificação de impressos, isto é, leitura ou soletração (ou ambas). Essas dificuldades podem ser causadas: por desafios no processamento fonológico; em reconhecer ou em reter os sons das palavras; de combinação, isto é, reunir os sons e as letras para formar uma palavra. Em qualquer caso, a leitura torna-se um suplício, pois cada palavra precisa ser pronunciada e processada, o que consome tempo e pode desanimar. Isso também terá impacto sobre o significado da história, que é a compreensão da leitura e influenciará o prazer da criança ao ler.

Memória

As crianças com dislexia podem ter dificuldades na memória de curto prazo ou na memória de trabalho, e ainda problemas na memória de longo prazo. As dificuldades de memória de trabalho ocorrem quando a criança processa duas ou mais informações ao mesmo tempo. Na avaliação, costuma-se usar um teste que requer a reprodução de uma sequência de números de trás para frente, porque envolve várias atividades: lembrar os números, colocá-los em ordem e depois falá-los na ordem inversa. Elas também podem ter dificuldades na memória de longo prazo. Isso significa que precisam de muitas repetições no desenvolver da aprendizagem antes de reterem plenamente as informações.

Velocidade de Processamento

As pessoas com dislexia muitas vezes têm um ponto fraco ou dificuldade com a velocidade de processamento, isto é, o ritmo de trabalho não acompanha sua capacidade de processamento. O efeito é óbvio: o aluno fica sem tempo para concluir o trabalho. E pode significar também que a compreensão do texto é difícil porque o material está sendo processado lentamente demais para que a criança entenda o "fluxo" do texto e, de fato, extraia prazer da leitura. O processamento lento pode afetar a capacidade dos alunos em produzir um trabalho escrito desenvolvido e estruturado.

É frequente encontrarmos os alunos com dificuldades de velocidade de processamento que desenvolvem o hábito de trabalhar rapidamente para acompanhar os outros e, às vezes, correm com as tarefas e as completam antes do final do prazo alocado. É claro, é muito provável que essa estratégia provoque alto nível de erros, o que é muito desanimador para o aluno que sente que trabalhou intensamente para cumprir o solicitado.

Coordenação

Há outros fatores que podem ser observados na avaliação, como dificuldades motoras e de coordenação e as dificuldades de organização que podem acompanhá-las. A coordenação é importante para reunir evidências de uma SpLD (superposição com outras dificuldades de aprendizagem específicas), como dislexia ou, talvez, dispraxia.

É muito comum também que as crianças com dislexia tenham problemas de escrita. Pode haver dificuldades de caligrafia e/ou na expressão escrita. Na expressão escrita, elas podem saber o que desejam escrever, mas ter dificuldade para se expressar por escrito.

Discrepâncias e Variações nas Pontuações

As crianças com dislexia muitas vezes apresentam variações nos resultados dos testes individuais, chamadas de discrepâncias. Crianças com dislexia geralmente têm dificuldades na velocidade de processamento e/ou na memória de trabalho, e o mesmo pode se aplicar às crianças com dispraxia. As crianças com dispraxia e dislexia podem vivenciar dificuldades com impressos, mas existem algumas diferenças.

Por exemplo, as crianças com dislexia podem ter pontuações mais altas em algumas áreas visuais, mas pontuações mais baixas em aspectos de linguagem, especialmente em leitura e/ou decodificação de impressos. Outra discrepância bastante comum ocorre entre a decodificação, por um lado, e leitura ou compreensão auditiva, por outro. Elas podem ter boas habilidades de compreensão, mas suas dificuldades de leitura e, em especial, as dificuldades de decodificação, impedem que exibam essas habilidades. A discrepância entre a decodificação e a compreensão é bastante comum. Elas também podem apresentar variação entre raciocínio ou compreensão e habilidades de processamento: memória e velocidade. Essas discrepâncias são vistas na avaliação cognitiva (por exemplo, WISC 5 ou WAIS 4, veja o Apêndice 1).

Pode haver discrepância entre as respostas orais e escritas: a criança pode ser bastante competente oralmente — e algumas são muito habilidosas nessa área — mas ter dificuldade significativa na expressão escrita. As discrepâncias também são observadas no desempenho na classe e nas diferentes matérias do currículo.

Diferenças

É essencial identificar as diferenças entre os alunos e especialmente das crianças disléxicas. Portanto, a avaliação deve considerar os estilos de aprendizagem e cognitivos, além do ambiente de aprendizagem e ensino. A apreciação dessas diferenças ajudar a unir efetivamente a avaliação com o ensino e a considerar as preferências da criança na aprendizagem. É um fator importante da avaliação. Alguns desses indícios — como a preferência em processar informações visualmente — podem ser vistos durante uma avaliação, mas são importantes, para a identificação, informações sobre o desempenho da criança na aula e diante dos diferentes tipos de tarefa – e é o professor que pode fornecer esse tipo de informação.

ESTUDO DE CASO
Histórico
Janice, de 9 anos, tem dificuldades com leitura, soletração e escrita. Agora ela está começando a perceber melhor suas dificuldades. Isso está se tornando muito importante e causando preocupação. Foi esse o motivo da indicação de avaliação. Ela tem dificuldades significativas com leitura, o que afeta todas as matérias do currículo.

Resultados
Cognitivos
Na avaliação, Janice teve pontuação na faixa média alta, no percentil 81 em compreensão verbal. É uma pontuação muito boa, ela entende conceitos de linguagem de maneira excelente e tem bom vocabulário oral. Seu raciocínio fluido, relacionado com a compreensão visual, também estava na faixa média alta, no percentil 79. A pontuação de índice espacial visual estava na faixa muito alta, no percentil 97. O índice espacial visual se relaciona com habilidades que podem ser úteis em *design*, tecnologia e, talvez, matemática.

A velocidade de processamento de Janice estava na faixa média baixa, e sua memória de trabalho também estava na faixa média baixa, ambas no percentil 14.

Janice tem potencial para um desempenho com padrão muito alto, mas tem dificuldade significativa com leitura e isso impactará sua atuação em todas as matérias.

Realizações
No teste de leitura de palavra única do WIAT 3, Janice pontuou no percentil 8, teve dificuldades no reconhecimento da forma geral da palavra e também com a decodificação (habilidades de ataque de palavra). Isso significa que ela terá dificuldade para ler novas palavras. No teste GORT 5 de leitura oral em contexto, ela pontuou no nível médio baixo de pre-

cisão; a compreensão de leitura e a velocidade de leitura ficaram na faixa abaixo da média.

O trabalho prático de Janice com números situou-se na faixa média, mas no extremo mais baixo da média. No subteste de solução de problemas de matemática, porém, ela pontuou confortavelmente na faixa média. Sua velocidade em matemática estava no extremo baixo.

Nos testes de processamento fonológico, Janice mostrou atraso significativo na velocidade de leitura de números e letras.

Percepção Fonológica

Janice teve dificuldades nos testes de percepção fonológica e na memória para sons de palavras (fonemas). Ela também apresentou falta de fluência na leitura à primeira vista de palavras e de não palavras. Provavelmente isso dificultará a decodificação ou soletração de palavras desconhecidas o quê, por sua vez, pode afetar a fluência em leitura e a compreensão.

Ajustes e Apoios

Apoios de Exames

- Janice precisará de tempo extra em todas as atividades de leitura e escrita na sala de aula e nos exames.
- Janice também precisará de tempo extra em matemática.
- Conforme ela progrida nas habilidades de teclado, será melhor se puder usar um *notebook* nos exames futuros, o que deve ser considerado uma meta de longo prazo.

Apoio na Sala de Aula para Aprendizagem

- Copiar anotações da lousa ou do livro deve ser minimizado, pois Janice vai demorar mais para fazer isso.

- Ela precisa de uma estrutura para todo trabalho escrito, incluindo vocabulário ensinado previamente.

- Em algum momento, Janice deve ser incentivada a escrever as próprias anotações e a acessar estratégias como mapa mental, que podem ser úteis. No mapa mental, a criança usa um diagrama para organizar visualmente as informações.

- Janice vai precisar de apoio para estruturar e organizar o trabalho escrito, e necessitará de mais tempo para concluir trabalhos escritos na sala de aula. Isso pode ter implicações nas tarefas de casa, que pode exigir muito tempo dela, o que deve ser revisto.

- Janice precisa desenvolver mais a precisão e a fluência de leitura. Ela também deve tentar acessar leitura inferencial, portanto, olhar mais profundamente as implicações do que o autor está indicando. As habilidades de leitura inferencial são necessárias para entendermos as informações no texto que não são afirmadas diretamente, têm de ser inferidas do contexto.

- É também uma boa ideia incentivar Janice a se tornar mais independente e confiante como aluna e animá-la a desenvolver estratégias de autoestudo.

- É importante considerar a autoestima de Janice, pois ela tem consciência de seus desafios, o que impacta no desenvolvimento de suas habilidades de leitura e escrita.

Alguns Pontos a Considerar no Estudo de Caso de Janice

Janice tem problemas de alfabetização (literacia), em especial soletração e trabalho escrito. Ela também tem dificuldades em matemática, mas não na mesma extensão da leitura e escrita. O perfil indica que Janice tem dislexia devido aos baixos níveis de leitura, dificuldades na percepção fonológica e baixos desempenhos em tarefas de memória de trabalho e de velocidade de processamento.

Janice vai precisar de apoio com a leitura e mais tempo para leitura em sala de aula. Ela necessita de muito apoio com soletração e escrita e também para desenvolver confiança geral na aprendizagem.

O perfil cognitivo de Janice indica que ela precisará de adaptações em exames, como mais tempo para fazê-los, além de apoio extra na sala de aula.

É importante se concentrar nos pontos fortes de Janice para incentivá-la a desenvolver a criatividade e a imaginação, e ajudá-la a aplicar esses recursos no trabalho escrito. Ela precisará de muito apoio e incentivo.

É importante garantir que os desafios atuais de Janice em processamento de informações e alfabetização (literacia) não impeçam o desenvolvimento de suas habilidades de pensamento de ordem mais elevada, e ela se beneficiará de atividades que se concentrem em sua criatividade e nos seus pontos fortes. Sua compreensão da linguagem oral é alta, então ela é capaz de entender livros em alto nível se forem lidos para ela. Algumas ideias relacionadas à leitura inferencial e alfabetização (literacia) crítica também serão úteis.

É essencial focar no desenvolvimento da confiança e da autoestima de Janice. É importante que ela adquira mais independência na aprendizagem.

As tarefas de casa precisam ser claramente explicadas para que ela entenda o que tem de ser feito. Deve-se observar que as tarefas de casa exigirão muito tempo para serem feitas por ela, e isso precisa ser considerado ao se definir o trabalho para casa. Janice se beneficiará de consistência para que se sinta segura na situação de aprendizagem.

Superposição

Existe um corpo crescente de pesquisa que enfatiza a superposição entre diversas SpLDs. As SpLDs (superposição com outras dificuldades de aprendizagem específicas) podem incluir dislexia, dispraxia, disgrafia, discalculia e outras condições como dificuldades de processamento auditivo e elementos de dificuldades de atenção. Existe, portanto, a probabilidade de que duas ou mais dificuldades de aprendizagem ocorram simultaneamente na mesma criança. Isso torna a avaliação e o diagnóstico mais desafiadores e, principalmente, as recomendações. Por exemplo, uma criança com dislexia e com déficit de atenção pode exigir intervenções de ensino diferentes em comparação com uma criança apenas com dislexia.

Há também estudos bem estabelecidos que demonstram superposições entre dislexia e dispraxia (dificuldades de coordenação). Everatt e Reid (2009) observam que algumas crianças com dispraxia também têm dificuldades no processamento fonológico e na memória auditiva, portanto, o perfil delas pode ser associado a dificuldades disléxicas. Reid e Guise (2017) mapearam as superposições entre diversos SpLDs e os desafios resultantes dessas dificuldades e observaram que fatores como velocidade de processamento, realizações de alfabetização, atenção, autoestima, memória, escrita expressiva e organização são desafiadores em diversas condições superpostas.

Avaliação Realizada na Escola

As avaliações na escola podem ser contínuas e usadas para monitorar o progresso, além de identificar as dificuldades. Em geral, o professor percebe que a criança está experimentando dificuldades significativas com algum aspecto do currículo, e a avaliação na escola pode ser usada para confirmar isso.

Se a avaliação regular na escola revelar um aluno com dificuldades significativas em alguma área, então é provável que o professor converse sobre isso com o professor de apoio de aprendizagem, orientador educacional ou equivalente. Os professores de apoio de aprendizagem ou orientadores educacionais geralmente têm alguns testes a sua disposição e podem avaliar como necessário. É possível que haja na escola um professor avaliador especializado para aplicar a maioria dos testes de capacidade e realização.

Alguns dos testes que costumam ocorrer na escola estão detalhados no Apêndice 1. É provável que, quando as avaliações ocorrem na escola, sejam enfatizadas as realizações básicas: leitura, soletração, escrita e matemática. Essas avaliações em geral procuram discrepância, por exemplo: se existe alguma diferença significativa entre respostas orais e escritas e se há alguma diferença entre os diversos aspectos de leitura. Por exemplo, a precisão da leitura pode estar boa, mas a criança pode ter dificuldade em entender. Isso é frequente em crianças com dislexia, pois elas se concentram demais na precisão da leitura e podem deixar de lado a compreensão. Também é útil examinar a velocidade de leitura (fluência), porque pode afetar o entendimento: se a criança estiver lendo muito devagar, talvez não consiga compreender completamente o texto.

Pesquisas realizadas na Escócia a respeito de SpLDs, incluindo dislexia, indicaram que a observação era muito usada como procedimento (REID, DEPONIOP e DAVIDSON-PETCH 2005). Incluía a observação sistemática do professor, outra observação mais informal e uma "avaliação dinâmica", descrevendo os pontos fortes e fracos do aluno e sugerindo os apoios mais úteis. É interessante observar que mais de 30 testes ou procedimentos diferentes foram usados pelas autoridades de educação nesse estudo. Muitas autoridades de educação preferiam operar um processo de identificação em estágios que incluía ligação com apoio para a equipe de aprendizagem, observação de professores na faixa etária de 4 a 5 anos, triagem intermediária nas idades de 5 a 6 e de 6 a 7 anos, um serviço de visita domiciliar e conversa com os pais.

Diversas autoridades da Educação consideraram a identificação da dislexia como um processo contínuo de coleta de informações no decorrer de um período, em vez de resultados de um único teste, mas reconheceram a importância de uma bateria de testes e de avaliações formais feitas por profissionais qualificados como psicólogos e professores com qualificações especializadas nessa área. É importante que as escolas reconheçam a acessibilidade dos diferentes testes em termos das qualificações da equipe que os usam. Isso é apresentado no Apêndice 1.

O Papel dos Pais

É importante que os pais mantenham boa comunicação com a escola. Eles têm várias preocupações relacionadas às necessidades dos filhos, pois desejam que alcancem todo seu potencial, e é importante que essas ansiedades sejam discutidas com os profissionais da escola. Além disso, devem exercer um papel crucial durante toda a avaliação na escola. Isso ajudará a fortalecer o processo de comunicação entre família e escola, o que é considerado muito importante nos resultados mensurados de progresso na alfabetização.

Qual papel, portanto, os pais podem exercer na avaliação? Os pais geralmente conhecem o filho muito bem e observam, por exemplo, as diferenças no padrão de aprendizagem e nas habilidades entre os diferentes filhos na mesma família. Eles podem observar que um filho, por exemplo, pode demorar mais para dominar o alfabeto, ter mais relutância para ler do que os outros, esquecer mais, ser um pouco desajeitado ou sem coordenação.

Essas características podem ser normais e meramente destacarem as diferenças individuais normais entre as crianças, incluindo da mesma família. Mas se os pais estiverem preocupados, normalmente há um bom motivo e todos os profissionais precisam levar essa preocupação a sério. Os pais podem ficar preocupados se conhecerem alguém com dislexia ou se tiverem lido sobre dislexia e virem semelhanças entre essas observações e o que conhecem de seu próprio filho. A comunicação entre família e escola é vital tanto na identificação quanto no apoio à criança pequena com dislexia.

Indicadores de Sala de Aula

O que são os indicadores de "alto risco" de dislexia a que os professores devem ficar atentos na sala de aula? O importante a ser considerado é que não existe **um *único*** fator, mas um conjunto de características que devem soar o alarme. Algumas dessas características podem ser observadas, considerando-se os itens descritos a seguir.

Intervalo de Atenção

- A criança se distrai com facilidade, especialmente quando envolvida em trabalho de alfabetização?
- Ela se distrai menos quando faz um trabalho ativo e de "mão na massa"?
- Ela prefere se envolver em uma tarefa prática?
- Ela se envolve mais ao trabalhar com os outros? É comum as crianças com dislexia preferirem trabalhar em grupo ou com outra pessoa.

Estrutura

- A criança é capaz de estruturar seu trabalho ou precisa de apoio nessa área?
- Ela tem dificuldade para iniciar um trabalho?
- Muitas vezes, quando a criança recebe apoio inicial, ela progride bem.
- As crianças com dislexia costumam ter dificuldade para estruturar seu trabalho e precisam de apoio na hora de começar.

Memória

A criança:

- costuma perder seus objetos?
- tende a se esquecer de coisas e compromissos?
- precisa de muita repetição e tem dificuldade em reter informações depois de aprendê-las?

Sequenciamento

A criança:

- tem dificuldades para seguir uma sequência, por exemplo, em uma história ou para executar instruções em sequência?

- coloca letras fora da sequência em trabalhos de soletração ou escritos?

Linguagem
A criança:
- consegue exprimir oralmente o que deseja dizer ou é difícil?
- consegue descrever algo claramente ou tem dificuldades de transmitir com precisão o significado?
- tende a pronunciar errado algumas palavras?

Leitura
A criança:
- tem dificuldade para ler em voz alta?
- tende a ser um leitor hesitante e relutante?
- tem dificuldade para discriminar letras que são parecidas ou têm sons parecidos?
- transpõe partes de uma palavra ou letras em uma palavra?
- tem dificuldades com sons iniciais, intermediários ou finais?
- tem dificuldade para fundir ou decodificar uma palavra?
- tem dificuldade para lembrar as letras de sons específicos?

Compreensão
A criança:
- tem dificuldades com a compreensão de leitura?
- consegue transferir conceitos e ideias que encontrou na compreensão da leitura para outras aprendizagens ou para aprendizagens anteriores?

- precisa de mais explicações do que você esperaria dar?

Motivação e Responsabilidade

- A criança mostra um nível incomum de relutância quando se trata de ler, em comparação com outras atividades?
- Observe o que ocorre quando a motivação aumenta. Talvez isso possa acontecer com dicas e apoio ou no trabalho com outros alunos.
- Ela reluta a assumir responsabilidade por sua própria aprendizagem?
- Observe o tipo de ajuda necessário.

Autoestima

- A confiança da criança é baixa?
- O nível de autoconceito e de confiança geral da criança é significativamente diferente, dependendo da tarefa?
- A criança fica relaxada quando está aprendendo ou fica tensa?

Preferências de Aprendizagem

Pode valer a pena, neste ponto, observar se a criança tem alguma preferência de aprendizagem. Por exemplo, auditiva — prefere ouvir; ou visual — prefere ver algo antes de entender ou processar completamente.

Ela prefere falar em vez de ler?

Ela fica mais à vontade trabalhando com um tipo de atividade, usando modalidades cinestésicas e táteis por exemplo?

Ela prefere conhecer o "quadro mais amplo" ao ler, isto é, o assunto da história e os personagens etc.? A criança com dislexia pode ter dificuldade com os componentes menores do processo de leitura, mas pode ficar mais à vontade fazendo perguntas gerais sobre a história geral.

Planejamento

A importância do planejamento não pode ser subestimada e os alunos com dislexia costumam ter dificuldades significativas para planejar. Isso pode ser especialmente frustrante. Eles podem ter dificuldades em identificar os pontos principais, em especial no trabalho escrito. As dificuldades podem estar nas introduções e conclusões e, de modo geral, em planejar uma resposta para uma pergunta. Tempo adicional pode ajudar nesse aspecto, assim eles podem dedicar algum tempo apenas para o planejamento.

A Avaliação Cognitiva e o Processamento de Informações

O processamento de informações deve ser importante foco da avaliação, e essa é uma atividade cognitiva. O processamento de informações descreve como as informações são apresentadas (entrada), compreendidas, memorizadas e aprendidas (cognição) e de que modo são exibidas pelo aluno (saída), de forma escrita ou oral.

Os fatores no ciclo de processamento de informações são importantes porque crianças com dislexia têm dificuldade em receber realmente a informação (entrada), em particular se for fornecida verbalmente. Isso pode ter implicações no uso de testes padronizados, que frequentemente são ministrados verbalmente e a criança tem de processar as informações usando a modalidade auditiva.

Crianças com dislexia podem ter dificuldades de cognição, que se refere ao modo que as crianças pensam e processam informações a fim de entendê-las, como relacionam as informações ao conhecimento anterior e como são organizadas e armazenadas na memória de longo prazo. Essas áreas podem representar dificuldades muitas vezes associadas com dislexia, por isso há a tendência em se concentrar nos fatores cognitivos em uma avaliação completa.

A avaliação completa independente pode fornecer informações suficientes sobre os processos cognitivos envolvidos na aprendizagem e junto com informações sobre o padrão de realização, ela identifica a presença de dislexia.

Avaliação Independente

Pode ser necessário obter uma avaliação independente, que normalmente é realizada por um psicólogo que pode acessar testes que não estão disponíveis para outros profissionais (ver Apêndice 1).

Esse tipo de avaliação — avaliação psicoeducacional — envolve revisar informações de contexto, proceder à avaliação, fornecer *feedback* sobre os resultados dos testes, preparar um relatório escrito com recomendações e, algumas vezes, fazer reuniões com familiares e/ou a equipe da escola e outros profissionais.

Autodefesa

Um dos maiores desafios enfrentados por professores de alunos com dislexia é a necessidade de apreciar plenamente e entender as perspectivas e as experiências do aluno. Idealmente, isso deve ser abordado de maneira positiva e significativa. Pode ser sugerido aos alunos que devem ter um alcance maior para autodefesa.

É importante que a criança tenha alguma percepção da dislexia: o que é e como pode afetar a aprendizagem, além da escolha da área de estudos e da carreira. Idealmente, a dislexia não deve limitar o aluno, especialmente se o sistema escolar for inclusivo. É útil dedicar algum tempo para explicar à criança disléxica exatamente como ele ou ela pode lidar com a dislexia e as dificuldades que podem surgir disso, mas principalmente enfatizar seus pontos fortes. A criança pode ficar preocupada com qualquer estigma, real ou imaginário, que possa surgir do rótulo de disléxico. Pode haver necessidade de educar a equipe e os colegas da criança sobre o que é a dislexia. A amizade e a aceitação dos colegas é importante.

Resumo

Como discorrido no Capítulo 2, existe grande diversidade de testes e procedimentos que podem ser usados para identificar a dislexia. Os pontos importantes são que a dislexia precisa ser reconhecida e todos os resultados de uma avaliação devem ser usados e plenamente implementados no programa de aprendizagem da criança. A avaliação fornecerá indicadores para intervenção; esse é um aspecto importante de qualquer avaliação. Essa é também uma área em que existem muitas escolhas e recursos disponíveis, e torna ainda mais importante uma avaliação profissional completa e detalhada, porque ajudará os pais e professores na escolha de programas e estratégias para a criança. Continuaremos a discussão no próximo capítulo.

Capítulo 5

O Impacto da Avaliação sobre a Aprendizagem

Indicamos em todo este livro que a avaliação deve estar vinculada à prática. Um dos componentes principais de um relatório de avaliação é, portanto, a seção de **recomendações**. Ela deve incluir abordagens práticas que podem ser implementadas pela escola, sugestões para os pais e estratégias que possam ser usadas pelo aluno. A meta dessas recomendações deve ser ajudar a criança a desenvolver habilidades de aprendizagem mais efetivas e, muito importante, independência no processo de aprendizagem. Ajudar os alunos a se tornarem independentes significa que eles podem lidar com as questões com menos apoio externo. É um **processo de aprendizagem** e pode levar tempo — para alguns alunos, um longo tempo — e isso precisa ser considerado.

Este capítulo abordará alguns dos componentes da avaliação que podem criar um vínculo entre a intervenção e a prática em sala de aula. Nós também vamos indicar aqui as dificuldades potenciais que as crianças com dislexia podem vivenciar na escola, especialmente no que se refere à leitura, e as estratégias para apoiá-las conforme elas progridem no currículo escolar.

Avaliação de Sala de Aula/Currículo

Os pontos a seguir, embora principalmente voltados para o professor, também são importantes para os pais. Esses pontos podem ser discutidos em reuniões de pais e mestres, portanto, é importante que os pais os conheçam.

Embora os testes individuais sejam uma parte importante da avaliação, é útil ver o processo de avaliação em termos de superar "barreiras à aprendizagem" (isto é, o que impede que a criança consiga ter uma aprendizagem bem-sucedida) em vez de colocar o foco no déficit da criança (naquilo que a criança não pode fazer). É importante identificar as barreiras à aprendizagem em relação ao currículo e, em especial, para alcançar os objetivos do currículo.

Isso significa examinar como os objetivos do currículo são identificados, avaliando a extensão em que a criança os cumpriu e decidir qual ação pode ser necessária para ajudá-la a realizar mais plenamente os objetivos. Esses pontos podem unir a avaliação à intervenção. Depois da avaliação, pode ser necessário redefinir os objetivos do currículo ou os componentes de um plano individual (um IEP, Individual Education Plan, ou similar, um Individualized Education Program) para torná-los mais acessíveis ao aluno.

Avaliação com Base no Currículo

O propósito de testes baseados no currículo é possibilitar ao professor ou avaliador que façam julgamentos a respeito do nível de desempenho de um estudante na sala de aula e sua taxa de progresso. Portanto, é importante descobrir o seguinte:

- O que é desafiador para a criança?
- O quanto a criança é fluente em leitura? Quais livros ela pode ler fluentemente e em quais encontra dificuldade?
- Qual é o nível de compreensão que a criança tem das tarefas e do texto?

- Qual é o nível de vocabulário, compreensão, trabalho escrito e soletração da criança?

É importante também observar os itens a seguir ou receber informações a respeito da extensão em que a criança faz cada um:

- identifica as letras do alfabeto como maiúsculas ou minúsculas;
- lê em voz alta com outras crianças;
- escolhe passar tempo olhando livros;
- entende o relacionamento entre texto e ilustrações e o papel e o propósito das imagens;
- usa estratégias diversificadas para ler textos conhecidos;
- identifica palavras que começam ou terminam com os mesmos sons ou com sons diferentes;
- compreende a estrutura do texto ao recontar ou prever conteúdo.

Investigação de Dificuldades de Leitura

Embora as crianças com dislexia possam ter dificuldades em todos os aspectos da alfabetização — leitura, soletração e escrita —, a leitura talvez seja o principal problema. A dislexia é essencialmente uma dificuldade de leitura. Embora haja dificuldades associadas que podem ainda estar presentes quando a leitura não for mais a principal preocupação, os problemas de leitura são as questões óbvias nas crianças pequenas e, muitas vezes, o que gera a indicação formal da avaliação.

Veja a seguir os tipos de erro ou as dificuldades de leitura que são diagnosticados em uma avaliação.

- **Dificuldades de decodificação:** refere-se a uma dificuldade em reconhecer os padrões de palavras e os sons que esses padrões criam. Por exemplo, em inglês, na palavra "lace", a segunda letra faz um som "a" longo, enquanto na palavra "lack", o som do "a" é curto. Depois das regras básicas terem sido dominadas pela criança, ela poderá ser capaz de ler outras palavras com padrões similares. Por exemplo, quando a palavra "lace" é aprendida, a criança será capaz de ler "face", "pace" e "brace". Usando a palavra "lack", a criança poderá ler "back", "sack" e "black". Decodificar significa ser capaz de separar as letras para procurar padrões conhecidos. As mesmas dificuldades de decodificação são encontradas em todas as línguas com as quais trabalhamos.

- **Regras de leitura:** envolve a dificuldade em lembrar regras na leitura. Um exemplo do inglês são as letras silenciosas, palavras em que a letra "e" no final não é pronunciada, como em "late". Um exemplo de regra interiorizada de leitura da língua portuguesa é a estrutura básica das frases com sujeito, predicado e complemento. Em cada idioma, há regras próprias.

- **Omissões:** a criança pode omitir uma palavra ao ler ou omitir uma letra em uma palavra. Isso pode ser causado por um problema visual ou porque ela está lendo pelo sentido (veja o comentário em "Substituições", a seguir).

- **Substituições:** é uma prática muito comum em alunos com dislexia. Frequentemente elas leem pelo sentido e podem ler (geralmente) uma palavra apropriada em vez da que está na página. Por exemplo, elas podem ler "carro" quando, na verdade, a palavra é "ônibus". Elas também podem fazer substituições por palavras que são visualmente similares como "pato" em vez de "prato".

- **Dificuldades de fluência na leitura:** as crianças com dislexia muitas vezes aprendem a ler com precisão, mas o que vemos frequentemente é que a velocidade da leitura é lenta, o que pode impactar na compreensão do que se lê. Ao avaliar, é importante analisar a velocidade, a compreensão e a precisão da leitura.

Avaliação de Diferentes Disciplinas

Algumas disciplinas na escola podem ter barreiras muito específicas, desafiadoras para o aluno com dislexia. Por exemplo, em Ciências, o aluno pode achar complexo acompanhar uma sequência de instruções; em História, suas dificuldades podem estar relacionadas com memória, organização e problemas com categorização de informações. Veja a seguir alguns exemplos de dificuldades.

- Apreciar a relevância de informações ou ideias, isso é, identificar os pontos principais.
- Converter uma lista de fatos históricos em texto e usar isso para responder a uma pergunta.
- Avaliar as evidências e o que pode ser mais importante.
- Usar um vocabulário extenso para expressar ideia.

Em Matemática, as barreiras podem se relacionar ao seguinte:

- os conceitos e ideias podem ser abstratos demais;
- de modo geral, as regras têm papel essencial na Matemática, e os alunos com dislexia podem ter dificuldades em lê-las e consolidá-las;
- o aluno pode confundir símbolos matemáticos, como os sinais de mais e de menos.

Outras habilidades matemáticas que podem ser difíceis para crianças com dislexia:

- habilidades visuais e espaciais necessárias para entender forma, simetria, tamanho e quantidade;
- habilidades lineares necessárias para ajudar a entender sequência, ordem e as representações do sistema numérico.

As dificuldades da memória de trabalho e a baixa velocidade de processamento também podem ter implicações na matemática.

Avaliação Metacognitiva/Dinâmica

A **avaliação metacognitiva**, às vezes chamada de **avaliação dinâmica**, é um exemplo de avaliação formativa. Ela não fornecerá um diagnóstico, mas dará informações sobre como a criança está aprendendo e as barreiras que impedem a aprendizagem bem-sucedida. Esse tipo de avaliação se concentra no **processo** de aprendizagem, com ênfase nas estratégias usadas pelo aluno. É útil para o ensino e ajuda a mostrar o nível de independência do aluno, sua capacidade de pensamento e de solução de problemas.

Um exemplo é o ensino recíproco, que consiste no diálogo entre o professor e o aluno com o propósito de construir, juntos, o significado do texto, portanto, pode combinar avaliação com ensino. (Informações em inglês sobre ensino recíproco estão disponíveis em: www.reradingrockets.org/strategies/reciprocal_teaching.)

O ensino recíproco é um procedimento de aprendizagem ativa que incentiva os alunos a pensar em como aprendem novas informações. Ensina-os também a fazer o tipo certo de perguntas para aumentar sua compreensão de um texto ou livro. Embora a avaliação padronizada (testes) possa dar uma indicação do nível de realizações do aluno e fornecer informações para comparar com outros da mesma faixa etária, os testes são essencialmente uma forma estática de avaliação. Eles enfatizam o que o aluno pode fazer sem ajuda. Não se concentram em nenhuma grande extensão nos processos de pensamento do aluno. Em contraste, a avaliação dinâmica/metacognitiva é adaptável.

Isso é especialmente relevante para as crianças com dislexia porque frequentemente elas precisam que lhes seja mostrado **como aprender**. Além disso, as conexões entre a aprendizagem anterior e uma nova aprendizagem, por exemplo, devem ser enfatizadas. A metacognição exerce papel importante na aprendizagem e pode ajudar a desenvolver o raciocínio e a percepção dos processos de aprendizagem e de como as estratégias são usadas para aprender algo novo. O papel do professor é instrumental ao avaliar a percepção metacognitiva e apoiar o desenvolvimento do aluno, o que é feito perguntando questões fundamentais e pela observação do comportamento de aprendizagem, como indicado no exemplo a seguir.

Ao iniciar uma nova tarefa, o aluno demonstra autoavaliação ao fazer perguntas como estas:

- Já fiz isso antes?
- Como lidei com isso?
- O que achei fácil?
- O que foi difícil?
- Por que achei fácil ou difícil?
- O que aprendi?
- O que preciso fazer para realizar esta tarefa?
- Como posso abordar isso?
- Devo abordar agora do mesmo modo que fiz antes?

O Desenvolvimento de um Plano de Aprendizagem por meio da Avaliação

É importante que a avaliação seja usada para desenvolver um plano individual, denominado IEP (Individual Education Plan, no Reino Unido; ou, nos EUA, Individualized Education Program) para a criança. Alguns fatores que podem trazer informações para o desenvolvimento de um plano de aprendizagem incluem os itens a seguir.

- **Conhecimento dos pontos fortes e das dificuldades da criança:** é essencial, especialmente porque nem todas as crianças com dislexia têm o mesmo perfil. Esse é, portanto, o melhor ponto de partida porque os pontos fortes podem ser usados para ajudar a lidar com os pontos fracos. Por exemplo, crianças disléxicas geralmente preferem aprendizagem visual e cinestésica e podem ter dificuldade com alguns tipos de aprendizagem auditiva. A fonética, que depende muito dos sons e se concentra na modalidade auditiva, precisa ser incluída junto com formas de aprendizagem visuais e vivenciais. A modalidade tátil, que envolve tocar e sentir a forma das letras que criam sons específicos, também deve ser usada.

- **Nível atual de aquisição da alfabetização:** é necessária uma avaliação completa e exata do nível atual das realizações da criança a fim de planejar efetivamente um programa de aprendizagem. A avaliação pode incluir compreensão auditiva, precisão e fluência de leitura. A compreensão auditiva costuma ser um guia útil para as capacidades e o entendimento das crianças disléxicas. A discrepância entre a compreensão auditiva e a precisão da leitura é um dos principais fatores para identificação da dislexia.

- **Fatores culturais:** o conhecimento do histórico, em especial no que diz respeito aos fatores culturais, é importante porque influencia na escolha dos livros e identifica se alguns dos conceitos dos textos precisam ser separados para uma explicação adicional e diferenciada (KORMOS; SMITH, 2010; GRAY, 2016; GUISE et al., 2016). Os valores culturais são um fator importante.

Tem sido sugerido que o "grande mergulho" no desempenho observado em algumas crianças bilíngues no final do Ensino Fundamental (no Reino Unido) pode ser explicado pelo fracasso dos profissionais em entender e apreciar os valores culturais e o nível real de competência da criança bilíngue, em especial em relação ao desenvolvimento conceitual e à competência nas habilidades de pensamento (LANDON, 2001).

É possível que os professores interpretem errado o desenvolvimento de boas habilidades fonéticas de crianças bilíngues nos primeiros estágios do desenvolvimento da alfabetização em inglês e eles podem de fato não observar as dificuldades dessas crianças com a compreensão. Mais tarde, quando as dificuldades emergem, essas crianças podem ser agrupadas inadequadamente com crianças falantes nativas que têm problemas mais convencionais com percepção fonética; ou suas dificuldades podem ser considerada derivadas de problemas perceptuais específicos em vez de pouca familiaridade cultural com o texto.

Estratégias para Acesso ao Currículo

Um relatório de avaliação deve incluir estratégias para lidar com as dificuldades vivenciadas pelo aluno. Essas estratégias podem ser individuais, como melhora da memória ou das habilidades de leitura, mas podem também estar relacionadas com o acesso ao currículo. É importante descobrir como a criança lida com os diferentes elementos do currículo escolar. Isso pode se referir a diferentes áreas de assuntos ou a diferentes tipos de atividades do currículo.

Veja a seguir algumas estratégias que podem ser usadas para ajudar o aluno com dislexia a superar as barreiras que o impedem de acessar ao currículo.

- **Conversa:** a discussão é crucial para a maioria das crianças com dislexia, pois é uma forma ativa e interativa de aprendizagem e lhes proporciona mais envolvimento no processo. A conversa deve ser usada tanto no estudo como na avaliação, e ajuda o professor a monitorar o progresso da criança e sua compreensão do assunto. Embora possam se sentir bem à vontade oralmente, algumas crianças com dislexia têm dificuldade em sequenciar frases e estruturar a linguagem. Ao recontar uma história, por exemplo, podem captar a essência geral, mas omitir detalhes. Elas podem também narrar informações essenciais fora de ordem.
- **Teatro:** como já foi dito, conversa e discussão são muito importantes para alunos com dislexia. O teatro usa a modalidade cinestésica (vivencial), ajuda com a memória e, sem sombra de dúvidas, a desenvolver autconfiança.

- **Desenho:** a representação visual é uma ferramenta útil para muitos alunos com dislexia. Isso muitas vezes é observado em uma avaliação, quando, por exemplo, o aluno usa estratégias visuais para lembrar-se de informações. É uma boa ideia perguntar ao aluno quais estratégias usa para memorizar listas de informações. O desenho promove o desenvolvimento da criatividade e ajuda o aluno a praticar representações visuais que podem ser usadas em outros contextos, como um apoio para a memória.
- **Escuta:** todos os alunos precisam desenvolver habilidades de escuta. Para alguns, isso pode ser desafiador. É importante dar prioridade à escuta, porque é extremamente crucial para crianças com dislexia, especialmente se tenderem a se distrair. A discussão é um bom meio de desenvolver habilidades de escuta.
- **Dramatização:** ferramenta excelente para desenvolver a imaginação; facilita o desenvolvimento da criatividade das crianças e pode individualizar a aprendizagem, por isso é muito importante para crianças com dislexia. Além disso, a dramatização usa a modalidade cinestésica, um tipo de aprendizagem vivencial benéfico para crianças disléxicas.

Diferenciação e Avaliação

A diferenciação se refere ao ensino, que leva em conta a diferença entre a situação em que o aluno está no momento e aonde ele ou ela tem o potencial de estar. Não tem a ver apenas com tornar a tarefa e os textos mais acessíveis para alunos com dislexia, mas tornar a avaliação mais apropriada e útil. Isso significa ultrapassar a função de observar as realizações da criança. Com muita frequência, crianças com dislexia não têm bom desempenho em avaliações-padrão, então devem ser usadas outras maneiras de testar seu conhecimento e compreensão. Essas maneiras podem incluir teatro, dramatização, apresentações orais, trabalho em grupo e trabalho com portfólio.

É importante que o processo de avaliação seja capaz de acomodar a diversidade de alunos, e não apenas aqueles que aprendem de determinada maneira. Tanto o ensino quanto a avaliação devem ser diferenciados e diversificados. A maneira de conseguir isso é usar uma gama de procedimentos de avaliação concentrados nos diversos tipos de tarefas, que podem incluir criação de discurso formal, escrita em diário, escrita criativa, poesia, debate verbal e contação de histórias como meio de avaliar aspectos da linguagem. Essa iniciativa também fortalece o vínculo entre avaliação e ensino.

Barreiras de Disciplinas

Como já foi mencionado, é importante que os pais estejam atentos às barreiras que seu filho vivencia. A Matemática é um exemplo disso.

Matemática

Conceitos e ideias abstratos são difíceis para alunos com dislexia, pois exigem organização e acesso ao conhecimento, regras, técnicas e habilidades. As regras importantes na Matemática devem ser aprendidas por repetição, o que é difícil para alunos disléxicos, de modo geral, além disso, eles ainda têm alfabetização (literacia) e outras dificuldades associadas com a dislexia, como memória de trabalho, velocidade de processamento e automaticidade. Tudo isso pode ter implicações na Matemática. As crianças podem já entender o significado de palavras como "diferença", "avaliar", "ímpar", "média" e "produto", mas depois descobrem que essas palavras têm um significado muito diferente no contexto da Matemática. Elas também podem confundir palavras pequenas como "por" e "de" e fazer a tarefa completamente errada.

Os fatores a seguir contribuem para as dificuldades na Matemática dos alunos com dislexia.

- **Processamento linear e sequencial:** pode ser difícil porque alunos disléxicos geralmente têm dificuldades com ordem e sequenciamento, e em alguns problemas matemáticos, a lógica e a sequência são cruciais a fim de obter a resposta correta.

- **Memória de trabalho:** pode ser fator de dificuldades porque essa memória é usada para manter informações de curto prazo armazenadas, mesmo por apenas alguns segundos, e processá-las em estímulos significativos. Isso é muito importante na Matemática, que requer operações mentais, o que pode ser muito desafiador para alunos com dislexia.

- **Memória de longo prazo e recuperação de informações:** pode ser problemático para alunos com dislexia por causa da falta de organização no nível cognitivo, isto é, no estágio inicial da aprendizagem. Se a aprendizagem não for organizada nesse estágio inicial essencial, a recuperação será difícil em um estágio posterior.

Outras Dificuldades

Dispraxia

A dispraxia é uma dificuldade com coordenação e movimento, e como já mencionamos, pode se superpor à dislexia. Algumas das recomendações e apoios para dispraxia são similares aos da dislexia, mas há indicadores adicionais e específicos, como explicamos a seguir.

O apoio para dispraxia pode incluir:

- desenvolvimento e aprimoramento de habilidades organizacionais em diversas atividades diferentes;
- planejamento da semana escolar e preparo de uma abordagem para o dia a dia estruturando as atividades que devem ser realizadas;
- administração do tempo para incentivar a criança a usar o tempo com eficiência;

- incentivo do pensamento em detalhes, de planejamento, organização e fazer rascunho de trabalhos escritos;
- uso de técnicas de compreensão de leitura (investigue, por exemplo, informações sobre ensino recíproco em relação à dislexia, assunto já mencionado neste capítulo;
- organização e gerenciamento de informações orais para apresentações na sala de aula;
- organização de anotações, cadernos e pastas;
- redução do estresse com exercícios de relaxamento, por exemplo.

Disgrafia

Enquanto a dispraxia abrange a organização e as habilidades motoras grossas e finas, a disgrafia se concentra nas habilidades motoras finas e, em especial, na caligrafia.

Os apoios para a disgrafia podem incluir:

- uso de alternativas para respostas escritas à mão, como um *notebook* ou iPad (recomenda-se um teclado de tamanho padrão, completo);
- não penalizar a criança por uma apresentação pobre de seu trabalho ou por erros de ortografia;
- diretrizes para estruturar trabalhos escritos como introdução, cabeçalhos de parágrafos e conclusão;
- mapas mentais e listas ajudam a planejar e organizar o trabalho escrito;
- garantia de acesso à versão mais atualizada de *software* e corretor ortográfico apropriado para uma criança com dislexia;
- a criança com disgrafia precisa de períodos de descanso quando for solicitado um trabalho extenso escrito à mão.

Dificuldades de Processamento Auditivo

Essas dificuldades frequentemente são chamadas de Central Auditory Processing Difficulties (Dificuldades de processamento auditivo centrais), CAPD.

O monitoramento próximo da criança com CAPD é muito importante para garantir que ela entendeu as instruções de uma tarefa. É importante também prender a atenção dela antes de iniciar a atividade e é essencial que seja curta de modo que ela possa completá-la.

Outras sugestões para apoio incluem os itens a seguir.

- Evitar distração ambiental excessiva.
- Manter as instruções no tamanho mínimo e dar uma por vez, se possível.
- Criar um ambiente de tranquilidade para a realização de tarefas.
- Dividir as tarefas em estágios mais curtos, com intervalos frequentes.
- Criar "andaimes" para o trabalho a fim de apoiar a criança e levá-la a compreender — dar pistas e ajudá-la a estabelecer conexões, por exemplo.
- Usar pistas visuais e modelagem antes de uma tarefa, para que a criança tenha uma boa ideia daquilo que está envolvido.

Efeito da Avaliação

É importante definir, logo no início do processo, de que modo a avaliação pode ajudar a intervenção. Devem ser feitas todas as tentativas para vincular as informações obtidas com a avaliação a um programa de ensino ou a aspectos do currículo infantil.

A avaliação também deve revelar explicações para as dificuldades da criança e procurar padrões específicos, como erros causados por dificuldades visuais, auditivas, motoras, de memória ou outras dificuldades cognitivas. Elas podem ser identificadas como um padrão específico. A revelação de um padrão de dificuldades ajuda o avaliador e o professor a decidirem a natureza da dificuldade da criança e de que modo as informações podem auxiliar no planejamento de um programa de trabalho adequado.

Estratégias para Pais

Geralmente, os pais têm muita vontade de ajudar o filho em casa. É importante, porém, que as abordagens usadas sejam consistentes com a escola e que haja boa comunicação entre a família e a escola. A leitura compartilhada é frequentemente usada pelos pais: o pai ou a mãe lê uma sentença, depois, a criança lê uma sentença. O pai ou a mãe pode fazer perguntas à criança e vice-versa, para monitorar a compreensão.

Apresentamos agora outras sugestões para os pais.

Conversa antes da Leitura

É importante que pais e professores se envolvam em conversas com as crianças antes de elas começarem a ler o texto. Pesquisas sugerem que a conversa antes da leitura é um dos melhores preditores de resultado bem-sucedido. As perguntas a seguir indicam as informações nas quais é necessário pensar e fornecem uma estrutura para a conversa antes da leitura.

- Onde a história acontece?
- Qual é a época?
- Quem são os personagens principais?
- Existe algo incomum em relação aos personagens principais?
- Como a história começa?
- O que devemos procurar na história?
- Como o livro ou a história se relacionam ao conhecimento ou à experiência anterior do aluno?

A conversa pode ser mais efetiva se o pai ler a passagem primeiro para a criança ou trabalhar com leitura em dupla, em que o pai ou mãe e a criança leem um para o outro.

Monitoramento da Compreensão

É também uma boa ideia monitorar a compreensão e garantir que o leitor tenha entendido os principais itens do livro ou da história. O monitoramento pode ser feito em intervalos regulares e, para algumas crianças, serão necessários intervalos curtos: depois de cada parágrafo, página ou parte de capítulo, dependendo do nível de leitura da criança. É importante que os pais tenham consciência disso, caso contrário a criança pode passar muito tempo e dispender muito esforço, mas extrair pouquíssimo do livro.

Muitas crianças estão tão ocupadas decodificando e lendo para ter precisão que não percebem que não estão entendendo. Elas podem não ter os *insights* para monitorar a própria compreensão. Os pais podem ajudar, lendo com o filho e parando regularmente para verificar e garantir que a criança ainda esteja compreendendo. Em seguida, os pais podem incentivar a criança a usar as mesmas estratégias quando estiver lendo sozinha para que, por fim, ela aprenda a monitorar sua compreensão com independência.

Ensino Recíproco

O ensino recíproco visa ajudar o aluno a desenvolver compreensão. Os pais podem fazer a leitura, ou a criança e o pai ou mãe podem ler juntos, mas o estágio importante é a compreensão do texto. Depois da leitura de trechos — após cada parágrafo ou capítulo, ou mesmo ao término do livro inteiro — o pai ou a mãe pede à criança que resuma o que foi lido. Se alguma coisa não estiver clara, o pai ou a mãe deve esclarecê-la explicando o vocabulário desconhecido, por exemplo. O aluno tem de fazer perguntas sobre o que leu. Se um dos pais estiver lendo para a criança, deve responder a essas perguntas, que podem incluir: "Por que você acha que isso aconteceu?", "Onde a história aconteceu?" etc. Finalmente, a criança tem de fazer previsões sobre o que deve acontecer a seguir, na continuação da história, o que lhe dá um propósito para continuar a ler e verificar se sua previsão foi correta.

Os principais aspectos da leitura ou da aprendizagem recíprocas são, portanto: resumir, esclarecer, perguntar e prever.

Resumo

É importante reconhecer a diversidade de procedimentos que podem ser usados em uma avaliação. Nem sempre ela tem de ser feita exclusivamente com testes, mas claramente os testes devem ser um componente principal se um dos objetivos da avaliação for identificar a dislexia. Os testes podem fornecer as informações necessárias para o diagnóstico, mas as informações da avaliação são expandidas se uma gama mais ampla de fontes for utilizada. As avaliações da escola e do currículo têm um papel importante a desempenhar. As avaliações independentes também são importantes, porque fornecem dados que a escola considerará úteis, mas não é capaz de obter sozinha. O ponto principal é que a comunicação entre a família e a escola deve ser priorizada, e uma avaliação em que ambas forneçam informações e compartilhem os resultados é extremamente útil.

Acima de tudo, é importante que a avaliação esteja vinculada à prática e que as sugestões para intervenção sejam uma parte importante da avaliação. Abordamos esse aspecto no capítulo, mas as recomendações devem ser contextualizadas e individualizadas para a criança disléxica.

Capítulo 6

Estratégias e Orientações

Este capítulo aborda estratégias e dá orientações diretas. Informações importantes são fornecidas para explicar as estratégias sugeridas.

Como afirmamos no início, a dislexia pode ser descrita como uma **diferença** de aprendizagem. Isso porque, como observado nos capítulos anteriores, os alunos disléxicos frequentemente têm um perfil cognitivo diferente. O mais comum é que as pontuações de capacidade de raciocínio (verbal e/ou processamento visual) sejam mais altas do que as pontuações de processamento (memória de trabalho e/ou velocidade). Isto é, a capacidade de processamento da criança acompanha sua habilidade, o que explica parte do motivo porque a criança vivencia uma **dificuldade** de aprendizagem em alfabetização (literacia) ou no trabalho com números (numeracia), por exemplo, e porque as realizações da criança não parecem corresponder a seu potencial.

Segue-se, então, que devemos ter uma abordagem multifacetada para ajudar a criança disléxica.

Essa abordagem envolve:

- consolidar as habilidades centrais de alfabetização;
- fornecer apoio para compensar o processamento cognitivo mais fraco;
- melhorar as habilidades de processamento cognitivo;

- manter e melhorar a autoestima e a confiança.

Discutimos a seguir essas quatro áreas. De modo geral, é preciso conhecer os princípios-chave que formam a base de todo apoio.

- **Colaboração:** é muito importante que os pais trabalhem em colaboração com a escola para que todos os envolvidos atuem na mesma direção visando apoiar adequadamente o aluno.
- **Aprendizagem extra:** o aluno disléxico com frequência precisa revisar e retomar as informações várias vezes antes de ela se tornar automática.
- **Ensino e aprendizagem multissensorial:** também chamada de aprendizagem "multicinestésica". O aluno disléxico tem uma probabilidade muito maior de se lembrar de informações apresentadas em diferentes modalidades (não apenas impressa). Aliás, esse tipo de ensino provavelmente é adequado para a maioria dos alunos por causa da diversidade e das abordagens práticas. É também mais interessante e satisfatório para professores e pais usarem métodos multissensoriais, especialmente dada a necessidade de aprendizagem extra. Uma gama de atividades experimentadas e testadas pode ser encontrada em Reid, Guise e Guise (2018).
- **"Conhecer como conhecemos":** também chamado de "metacognição". É extremamente útil para todos os alunos, mas especialmente para disléxicos, significa que eles devem entender como aprendem melhor.
- **Aprendizagem independente:** a meta definitiva do apoio e das estratégias é que o aluno se torne um aprendiz independente, que pode transferir habilidades e estratégias para novas situações em outros contextos e na aprendizagem futura.

Consolidar as Habilidades Centrais de Alfabetização (Literacia)

Processamento Fonológico

Estão disponíveis (em inglês) diversos programas fônicos sistemáticos e estruturados que podem ser usados para fortalecer as conexões entre os sons básicos do inglês e de como são escritos. Muitos são planejados para professores ou profissionais treinados. Alguns programas são voltados para pais e não requerem nenhum conhecimento especializado: "Toe by Toe" (para crianças e adultos); "Teach Your Child to Read in 100 Easy Lessons"; "Beat Dyslexia" (uma série de seis livros com atividades para serem fotocopiadas, cartões de leitura e soletração e um CD de áudio. Disponível na Amazon e em outras lojas); "ABC Reading Eggs" (para crianças de 2 a 13 anos).

Programas como Wordshark podem ser úteis para uso na escola e em casa. O Wordshark combina jogos de computador com procedimentos para leitura e soletração. Programme tem muitos recursos, e alguns deles podem ser usados em casa pelos pais. Do mesmo modo, Jolly Phonics é muito útil para crianças pequenas.

Como já mencionamos acima, a Call Scotland produziu um conjunto muito útil de apps para iPad para discalculia/dificuldades com números. A Call Scotland também fornece um conjunto de apps para Android para alunos dislexicos e para aqueles que têm dificuldades de leitura ou escrita. Todos pode ser encontrados nos *sites* das respectivas empresas.

Componentes da Leitura

Os componentes de leitura são explicados a seguir. Usamos a soletração como exemplo das estratégias. Para estratégias voltadas aos outros componentes, leia *Teach your child to read in 100 easy lessons* (ENGELMANN, HADDOX; BRUNER, 1983).

Fonologia e Consciência Fonológica

A fonologia é o estudo dos sons, o fonema é a menor unidade de som. A consciência fonológica é a compreensão da estrutura linguística interna das palavras. Um aspecto importante da consciência fonológica é a **consciência dos fonemas**, ou a capacidade de segmentar palavras em seus sons componentes.

Associação Som-Símbolo

A associação som-símbolo — isto é, o conhecimento das letras e combinações de letras que representam sons diferentes — é importante para a leitura fluente. A associação som-símbolo pode ser ensinada ao se relacionar os estímulos visuais com os auditivos, ou vice-versa. As crianças pequenas também precisam dominar a mistura de sons e letras em palavras, além de segmentar as palavras inteiras nos sons individuais.

Instrução de Sílaba

Sílaba é uma unidade da linguagem oral ou escrita que contém o som de uma vogal. A instrução deve incluir o ensino dos tipos de sílabas do idioma.

As regras de divisão de sílabas devem ser ensinadas diretamente em relação à estrutura da palavra.

Morfologia

A morfologia é o estudo de como os morfemas são combinados em palavras. Um morfema é a menor unidade de significado na linguagem.

Sintaxe

Sintaxe é o conjunto de princípios que ditam a sequência e a função das palavras em uma sentença, necessárias para transmitir o significado. Inclui gramática, variação de sentença e mecânica do idioma.

Semântica

A semântica é o aspecto da linguagem que se refere ao significado. O ensino da leitura deve incluir, desde o início, a instrução para compreensão da linguagem escrita.

Soletração

Especialmente no idioma inglês, a soletração exerce importante papel na alfabetização. A fim de aprender as palavras regulares, o aluno deve desenvolver percepção fonológica e fluência. Isso envolve fazer a correspondência dos sons ao modo que geralmente escrevemos esses sons. Também é importante memorizar as regras de soletração.

Em inglês há uma proporção bastante grande de palavras que não são regulares. Essas palavras memorizadas pela forma visual precisam ser aprendidas individualmente e, para fazer isso, o aluno precisa se apoiar, em grande medida, em habilidades de processamento visual e de memória visual.

Estratégias para Ajudar na Soletração

Essas estratégias podem ser utilizadas conforme apropriado para ajudar com a soletração: procurar palavras dentro de palavras, porque ajuda com combinações de prefixos e sufixos. Também é importante a leitura de palavras com mais de uma sílaba. O uso de pistas visuais inclui outro sentido. Outra maneira de aumentar o traço mnemônico é usar um quadro magnético e letras que possam ser movimentadas, que é mais rápido e pode ser mais divertido do que escrever e reescrever diferentes versões de uma palavra.

Uma estratégia estabelecida para soletração é "olhar, cobrir, escrever, conferir".

- **Olhar** inclui o envolvimento ativo do aluno, que deve olhar atentamente para a palavra, com a intenção de reproduzi-la. Nesse estágio, o traçado pode ser usado, com o sentido tátil e o movimento motor. É importante passar algum tempo olhando as características visuais da palavra.

- **Cobrir** coloca em jogo a memória visual. Alguns alunos disléxicos têm boa memória visual e podem descobrir que esse ponto forte é útil aqui. Esse estágio pode ser transformado em um jogo: pergunte à criança de quais características visuais ela lembra.

- **Escrever** é um estágio importante porque fornece a prática cinestésica necessária para fortalecer o traço de memória. Esse método pode não ser adequado para as crianças com disgrafia (uma dificuldade acentuada de escrita à mão) ou mesmo para algumas crianças que têm dificuldades leves com a escrita à mão. Ao mesmo tempo, a prática de escrita à mão é importante para a criança. Para facilitar, um adulto escreve a palavra e a criança pode traçá-la ou pular essa etapa.

- **Conferir** fornece ao aluno a responsabilidade pela soletração. As pesquisas sugerem que a autoconferência é uma das melhores maneiras de aprender e revisar informações.

Outra técnica que pode ser usada é "soletração oral simultânea". As etapas incluem o seguinte:

- ter a palavra escrita corretamente, ou montá-la com letras;
- falar a palavra;
- escrever a palavra, pronunciando cada letra conforme a escreve;
- conferir se a palavra está correta;
- cobrir a palavra e repetir o processo;
- continuar a praticar a palavra dessa maneira, três vezes por dia, durante uma semana.

Neste momento, a palavra já deve estar memorizada. Contudo, apenas uma palavra terá sido aprendida. A última etapa envolve categorizar a palavra com outras que soam e parecem similares. Portanto, grande número de palavras pode ser aprendido depois de concentrar o esforço na palavra principal.

Pode ser útil construir uma lista de palavras que se concentre no currículo do aluno.

Um corretor ortográfico no computador ajuda a reforçar a soletração correta. Embora alguns pais se preocupem com a possibilidade de que seja prejudicial para a aprendizagem, pode-se argumentar que o corretor ortográfico é muito benéfico porque corrige os erros de imediato e reforça rapidamente a soletração correta. Outra vantagem do corretor ortográfico é que alivia a pressão de garantir que a soletração esteja correta, o que costuma tirar o foco do conteúdo e do significado do texto. Se a criança se concentrar demais nisso, pode restringir sua escrita às palavras que consegue soletrar. Assim, o trabalho escrito não lhe fará justiça nem mostrará sua real capacidade criativa e imaginação.

Prática no Uso de Homófonos

Homófonos são palavras que têm o mesmo som, mas significados e grafia diferentes. Na língua portuguesa, temos: cela (cadeia)/sela (usada para montar em cavalo); cozer (cozinhar)/coser (costurar); acento (sinal gráfico)/assento (lugar para sentar) e muitos outros. Na língua inglesa, temos to/too/two; been/bean, entre outros.

Os homófonos podem ser aprendidos por prática e uso. Um pouco de aprendizagem extra é necessário até que se tornem automáticos.

Estratégias para Ajudar com a Leitura

Como no caso da soletração, no nível da palavra precisamos olhar para as regras fônicas (para decodificar palavras novas ou desconhecidas), e para as palavras irregulares, que precisam ser aprendidas e memorizadas pela forma visual. As atividades de soletração ajudam na leitura. O próximo nível, depois de decifrar as palavras únicas, é a compreensão do texto. Algumas crianças disléxicas acham mais fácil ler um texto do que palavras isoladas porque desenvolveram a habilidade de usar o contexto para guiar sua leitura. No entanto, podem ter dificuldades quando o vocabulário se torna mais difícil ou se os textos forem mais longos. A compreensão pode ser complicada quando a leitura de palavras é lenta ou hesitante. Frequentemente, os alunos disléxicos precisam ter mais tempo para reler um texto e compreenderem plenamente o que foi lido. Várias estratégias podem ajudar, veja a seguir.

- **Sublinhar ou destacar as palavras-chave**, especialmente em perguntas de uma prova ou exame.
- Usar **leitura em duplas** para aumentar a fluência; o aluno pode trabalhar primeiro com um leitor mais capaz e, depois, com uma criança mais nova que tenha dificuldades de leitura. Isso aumenta a autoestima.
- Ouvir **audiolivros** enquanto acompanha com a versão escrita do livro.
- Usar materiais de **alto interesse**.

Depois que as habilidades de leitura da criança melhorarem, é importante desenvolver habilidades de pensamento de ordem mais elevada, o que pode ser feito com perguntas sobre o texto em intervalos frequentes (antes, durante e depois da leitura). Por exemplo:

- O que o título lhe sugere?
- Você está gostando da história? Por quê? Por que não?
- Quem são os personagens principais? Como você sabe disso?
- O que você acha que vai acontecer a seguir?
- Outras perguntas que ajudam a consolidar a compreensão e os conceitos depois da leitura:
- Do que você gostou no livro?
- Você achou alguma coisa confusa no livro?
- A história foi fácil de acompanhar? Por quê? Por que não?

- O que você acha que o autor estava tentando dizer ao leitor?
- Você gostou do jeito que o autor descreveu o ambiente?
- O que poderia ter sido feito para criar uma imagem melhor para você?
- Você acreditou no texto? As informações no texto estão distorcidas ou simplificadas demais?

É importante incentivar o aluno a se tornar mais independente e se autoquestionar. Algumas perguntas que ele pode fazer a si mesmo:

- O que eu tenho de fazer aqui?
- Eu entendi a tarefa?
- Qual é meu plano para concluir esta leitura/tarefa?
- O que eu já sei sobre este assunto?
- Como estou me saindo?
- Preciso de mais informações?
- Posso resumir o que li com minhas próprias palavras?

Essas perguntas o ajudarão a compreender a tarefa e a assumir o controle sobre sua própria aprendizagem.

Expressão Escrita

Antes de tudo, é crucial que a soletração da criança não restrinja o desenvolvimento de sua escrita expressiva. Os alunos disléxicos podem ter ideias muito criativas e não queremos de modo algum abafar essa fagulha. Eles podem ter dificuldades com escrita mais estruturada e precisam de orientação para começar e permanecer na direção desejada. As seguintes ações podem ser úteis:

- fornecer uma lista de **palavras de alta frequência** para referência;

- fornecer uma lista de **palavras-chave**, apropriada ao assunto ou matéria;

- praticar **expansão de sentença**, que consiste em selecionar vocabulário de um livro conhecido, criar algumas frases usando esse vocabulário e depois pedir ao aluno que use essas frases em novas sentenças;

- fornecer uma **sentença de abertura** ou um parágrafo.

Para uma atividade de escrita mais longa, é útil o uso do computador, que facilita a estruturação e edição do trabalho escrito.

Quando o aluno estiver em um estágio apropriado, pode achar útil usar mapas mentais para planejar e estruturar seu trabalho escrito. Os mapas podem ser feitos manualmente ou com diversos programas de computador. Somos da opinião que computadores e corretores ortográficos devem ser usados o mais cedo possível porque, se a criança soletrar uma palavra errada habitualmente, a soletração errada fica memorizada e será mais difícil desaprendê-la. Portanto, é melhor que a criança use a soletração correta antes da soletração por hábito se estabelecer.

Semelhantemente, o computador deve ser utilizado o mais cedo possível para escrever, de modo que a criança se familiarize com seu uso no trabalho escrito e com a estrutura convencional da escrita, como parágrafo de abertura, parte principal e conclusão, além do uso de pontuação.

Numeracia (Alfabetização Numérica)

A dislexia pode se superpor à discalculia, em que a criança tem dificuldades significativas em entender conceitos matemáticos básicos como ligações entre números. Porém, a dislexia pode impactar a matemática e prejudicar o progresso do aluno nesse assunto e em áreas relacionadas. Há razões para isso. O vocabulário da matemática pode ser difícil de entender e lembrar. Pode haver uma tendência para ler errado os operadores (por exemplo, realizar uma adição quando deveria fazer uma subtração) e para transpor números ao copiá-los. As seguintes estratégias podem ser úteis:

- **realçar** palavras-chave;
- **marcar sistematicamente os símbolos matemáticos** (por exemplo, circular todas as vírgulas decimais, realçar todos os sinais de mais em azul etc.);
- **criar uma lista das etapas** envolvidas para tipos específicos de computação;
- **usar manipuladores** (métodos práticos e ativos) para aumentar o traço de memória;
- **usar papel quadriculado** para ajudar no alinhamento dos números (embora algumas crianças possam achar que o estímulo visual extra de uma página de papel quadriculado seja difícil de processar; nesse caso, use quadrados maiores);
- **traçar uma margem** do lado esquerdo da página para manter o número da pergunta separado do cálculo.

Há apps e ferramentas úteis (todos em inglês e podem ser encontrados nos *sites* das empresas): BBC Skillwise tem uma seleção de guias de vídeo e tarefas para ajudar a aumentar a confiança; ModMath ajuda pessoas com disgrafia a entender os problemas matemáticos e, por causa dos aspectos visuais, provavelmente será benéfico para estudantes disléxicos e com discalculia; Math Vocabulary Cards contém materiais que ajudam os alunos a aprofundar a compreensão conceitual de termos-chave; Power of 2! é um jogo de correspondência de números (disponível na Amazon e em outras lojas virtuais) que mantém o cérebro ativo e aumenta o automatismo.

- **Símbolos e termos matemáticos em pôsteres** (podem ser encontrados *on-line*) ajudam o aluno a aprender rapidamente os numerosos símbolos matemáticos encontrados em diversas áreas da Matemática.

- **Jogos de matemática** podem oferecer estratégias divertidas e estimulantes para diferentes tipos de atividades.

Making Maths Visual and Tactile (Tornar a matemática visual e tátil), de Judy Hornigold, é um excelente compêndio de jogos e atividades para ensinar habilidades essenciais com números e inclui: uso de contadores e cubos; jogos de dados e padrões de pontos; molduras com cinco ou dez células (caixas retangulares em que são colocados contadores); cartas de baralho; materiais de base 10 (blocos tridimensionais que podem ser usados para ilustrar conceitos matemáticos básicos); escalas Cuisenaire (hastes usadas como auxílio na aprendizagem matemática); Numicon (formas para uma abordagem multissensorial da matemática); blocos-padrão e manipuladores virtuais.

Escrita à Mão

Algumas crianças disléxicas têm dificuldades com a clareza e/ou a velocidade de sua escrita à mão, o que impacta na capacidade de fazer anotações e produzir escrita extensa. Mesmo quando a escrita à mão é boa, a criança disléxica pode ter dificuldade para colocar seus pensamentos no papel antes de serem esquecidos, por isso, é uma boa ideia considerar as estratégias a seguir.

- Usar **anotações e respostas em listas de marcadores**; é possível desenvolver esses itens mais detalhadamente depois, se necessário.
- Usar um **marcador de texto** e assinalar onde o texto deve ser escrito, se a criança tiver dificuldade em escrever sobre a linha.
- Incentivar a criança a escrever **só uma vez** (e não apagar, escrever por cima nem rasurar aquilo que ela escreveu) e a encarar os erros como parte do processo de escrita à mão.

Em algumas circunstâncias — como em avaliações ou em escrita extensa — pode ser preferível desenvolver outras maneiras de registrar as informações:

- usar **reconhecimento de voz** (com apps para Android e iPhone ou programas de computador;
- agir como um **escriba**, ter o cuidado de registrar as ideias da criança para que ela possa assumir a propriedade do que está escrito;
- incentivar a criança a melhorar suas **habilidades no teclado**. Há diversos programas para aprender a digitar sem olhar no teclado, como BBC DanceMat, que é gratuito e voltado para crianças de 7 a 11 anos; o Doorway Online tem atividades gratuitas para digitação com uma só mão e com as duas mãos; o Nessy Fingers é para crianças com 8 anos ou mais; o English Type é descrito como "amigável para necessidades especiais"; Touch Type, Read and Spell é um curso multissensorial que também ensina leitura e soletração. Existem versões no Reino Unido e nos EUA.

Apoiar Habilidades de Processamento Cognitivo
Adaptações para Dificuldades de Memória de Trabalho
Tempo Extra

É importante observar que muitas das estratégias que ajudarão a criança com dificuldades de memória farão com que a tarefa leve mais tempo para ser concluída. Assim, mesmo que a criança tenha boa velocidade de processamento, será necessário mais tempo para realizar as tarefas com o melhor de sua capacidade.

O Modo de Dar Instruções

Em geral, é uma boa ideia dividir as tarefas em etapas administráveis. É provável, por exemplo, que a criança consiga realizar as instruções melhor se forem dadas uma por vez, ou se ela tiver uma lista de verificação escrita para consultar. Com crianças mais novas, cartões de organização podem ser usados como lembretes visuais, escritos ou com fotos e símbolos, e podem ser laminados. À medida que cada parte de uma sequência for concluída, a criança pode retirá-la do alto da pilha e consultar o próximo cartão.

Atenção

Há outras adaptações que ajudam a criança a manter a concentração, se necessário. Há crianças que acham muito útil ter algo para tamborilar (por exemplo, "massinha terapêutica") ou uma almofada de assento giratório que permite "sentar-se de modo dinâmico". Apesar de adequado para algumas crianças, muitos disléxicos terão dificuldade de se concentrar sentadas quietas em uma sala silenciosa. Elas podem preferir andar de um lado para o outro, falar em voz alta, escrever na lousa e, de modo geral, ser mais ativas enquanto estudam. Embora possa parecer contraproducente para alguns pais, movimentar-se pode ser a melhor maneira de manter a concentração para alguns alunos.

Organização

Quando existe um ponto fraco na memória de trabalho, é difícil reter as informações por tempo suficiente para organizá-las adequadamente e a criança pode ter a tendência a esquecer dos detalhes; assim, ela "sai pela tangente" porque uma ideia tem de ser escrita antes de ser esquecida e perder a linha de raciocínio. Isso não acontece apenas no trabalho escrito. Existem estratégias para remover parte do fardo da memória de trabalho. Geralmente é mais efetivo se a criança participar da criação das iniciativas a seguir.

- Usar **listas de verificação ou fluxogramas** para guiar a criança por uma tarefa.
- Desenvolver **hábitos** regulares, como deixar sempre a mochila escolar/as chaves/os sapatos no mesmo lugar.
- Usar **códigos de cor** — por exemplo, matemática em uma pasta vermelha, português em uma pasta azul — para que possa ver de imediato se está com os materiais certos à mão.

Adaptações para Dificuldades de Velocidade de Processamento

A adaptação óbvia para uma dificuldade de velocidade de processamento é garantir que a criança tenha tempo suficiente para concluir uma tarefa conforme sua capacidade. É igualmente importante que ela saiba por que precisa de mais tempo. Muitas vezes, esse tempo é mais bem usado para organizar o que ela vai escrever ou fazer (em vez de para escrever mais conteúdo).

Frequentemente encontramos crianças que têm boa velocidade de processamento e são incentivadas a diminuir o ritmo para aumentar a precisão. Isso pode ser bem difícil para a criança que tem inclinação natural a ser rápida. Algumas vezes, quando é dado mais tempo, elas precisam de mais dicas para permanecer no rumo correto.

Melhora das Habilidades de Processamento Cognitivo

Melhora das Habilidades de Memória de Trabalho

Reter Instruções

Se as instruções forem mantidas simples e consistentes, serão lembradas com mais facilidade. Se a criança tiver alguma participação nas etapas, serão mais fáceis de lembrar. Ela pode desenvolver um mapa mental ou outro lembrete visual, ou ainda uma gravação em áudio das etapas envolvidas.

Manter a Atenção

Verificamos que as pessoas não percebem que as crianças que se distraem facilmente com frequência dispendem muito esforço e energia para tentar permanecer concentradas. É muito importante reconhecer como isso pode ser cansativo e desmoralizante. Pode ser útil que as crianças e os pais saibam que nem sempre será possível continuar totalmente concentrado. É provável que haja alguma inconsistência no desempenho e que erros "bobos" aconteçam; é algo esperado, e saber disso reduz parte da frustração e do aborrecimento que a criança e os pais costumam sentir.

Organização

As habilidades organizacionais podem ser melhoradas com a prática. A criança que aprendeu a usar as técnicas e as estratégias já descritas neste capítulo será, com o tempo, capaz de aplicar os princípios a outras situações. Isso é muito mais provável se as estratégias forem discutidas com ela, que deve ter participação ativa nesse processo.

Melhorar a Velocidade de Processamento
Desenvolver Automatização

A criança disléxica pode demorar mais a desenvolver a automatização, o que provavelmente envolverá muita aprendizagem extra e técnicas multissensoriais. É importante perseverar no desenvolvimento da automatização das habilidades essenciais porque melhora a fluência. A fluência, por sua vez, reflete positivamente na compreensão de leitura e no nível da expressão escrita. É ainda melhor quando uma habilidade é automática e a memória de trabalho não está mais envolvida.

Manter/Melhorar a Autoestima e a Confiança
Concentrar-se nos Pontos Fortes

É especialmente importante se concentrar nos pontos fortes da criança disléxica, que muitas vezes já tem boa ideia do que pode ou não fazer, ou do que acha muito mais difícil. Nem todas as crianças apreciam as próprias habilidades e talentos, ou podem desvalorizá-los porque nem sempre correspondem ao que é mensurável na classe.

Quando damos *feedback* após uma avaliação, é comum descobrirmos que estamos falando a mesma coisa que os pais já explicaram sobre a criança — mas pode fazer muita diferença se ela ouvir de um estranho! O *feedback* também valida a posição do pai ou da mãe, que pode estar embaraçado por ser visto como "alguém que pressiona" ao lidar com a escola. Do ponto de vista da escola, é realmente útil saber quais são as áreas mais fortes da criança porque formarão a base das recomendações da avaliação. Além disso, saber que existem pontos fortes é um bom incentivo para fornecer apoio e adaptações, pois fica claro que trarão melhores resultados para essa criança.

Autoestima

Quando os alunos têm de trabalhar mais para chegar ao mesmo nível ou não são capazes de alcançar os mesmos resultados que os colegas, ocorrem dificuldades de autoconfiança e autoestima. Um dos aspectos complexos do perfil disléxico é que a criança pode ter percepção de que ela é tão inteligente quanto os colegas. No entanto, sabe que soletração, leitura, escrita e alfabetização numérica (numeracia) podem ser muito mais difíceis ou o desempenho dela pode ser muito mais inconsistente. Assim, a criança começa a duvidar de si mesma, e com frequência os pais nos dizem que a criança pensa que é burra. É muito importante lidar com esses sentimentos conflitantes e explicar à criança que a dislexia é uma diferença de processamento e significa que ela pode perceber que algumas coisas demoram mais para serem aprendidas, mas não se relaciona com a inteligência dela.

Pode ser inspirador mostrar casos de pessoas disléxicas que fizeram muitas coisas boas na vida. Algumas vezes, os próprios pais são bons modelos, e diversas celebridades de várias áreas — como esportes, mídia, artes e negócios — assumiram publicamente que são disléxicas.

Outra maneira de construir a autoestima é ter experiência de sucesso nas áreas difíceis. Isso é proporcionado à criança ao garantir que essas tarefas sejam administráveis, o que significa dividi-las em várias etapas que tornem mais fácil lidar com tarefas maiores, entre outros recursos.

Resiliência

É importante reconhecer que ser disléxico pode significar que a criança sempre achará que algumas tarefas são mais difíceis, ou que alguns tipos de tarefas podem sempre demorar um pouco mais, e pode parecer que ela está dando "dois passos para frente, um passo para trás". É muito importante que ela tenha uma ideia realista das possíveis dificuldades, para que possa superá-las, e dos próprios pontos fortes. É também essencial que a criança entenda que o apoio e as adaptações estão ali simplesmente para criar igualdade, tornar o processo de ensino e avaliação mais justo.

Comunicação

Enfatizamos a importância da boa comunicação com a criança para que ela compreenda bem o motivo de algumas atividades serem mais difíceis e do que ela ou os outros podem fazer para ajudar. É claro que é vitalmente importante que pais e professores mantenham bons níveis de comunicação para que todos atuem na mesma direção ao ajudar a criança a atingir seu potencial.

Autodefesa

Em última instância, os alunos precisam ser capazes de defender a si mesmos quando estiverem em ambientes de ensino, aprendizagem e trabalho diferentes. Eles precisam desenvolver a habilidade de saber como aprendem (metacognição), quais são seus pontos fortes e fracos específicos, e o que pode ser feito para ajudá-los a alcançar seu potencial. Essa habilidade tem maior probabilidade de emergir se as áreas de autoestima, resiliência e comunicação forem adequadamente trabalhadas.

Capítulo 7

Avaliação – Sumário

Caminhos Diferentes

É importante que pais e professores reconheçam que a avaliação para dislexia pode tomar caminhos diferentes, dependendo do contexto e dos objetivos. Um tipo de avaliação não é necessariamente melhor do que outro, mas existem diversas formas de avaliação, o que tentamos enfatizar neste livro. Cada tipo pode ter diferentes objetivos ou abordagens e a justificativa para a avaliação pode ser diferente.

Os tipos principais de avaliações são: **avaliação realizada na escola, avaliação independente, testes de triagem** e **avaliação para uma finalidade única**, como adaptações para exames. Além disso, algumas escolas e autoridades operam um processo de identificação/intervenção em etapas e o ponto de partida pode ser a observação em sala de aula. Todo o processo pode ser auxiliado pelo psicólogo da instituição educacional.

Já foi mencionado nos capítulos anteriores que a avaliação em sala de aula necessita estar mais voltada para intervenção e acesso ao currículo. É um aspecto extremamente importante que precisa ser considerado quaisquer que sejam os objetivos ou a finalidade da avaliação. O resultado da avaliação em sala de aula indica o caminho para a diferenciação e para garantir que a criança não seja deixada para trás. Esse tipo de avaliação fornece informações sobre o que ensinar e como ensinar a criança. Outra característica é que fornece informações sobre as preferências de aprendizagem da criança, possibilita analisar o que já foi tentado, o sucesso ou não das intervenções anteriores e o que deve ser feito a seguir. Esse tipo de avaliação pode ser realizado pelos funcionários da escola em parceria com o professor da turma e o professor de apoio especializado. Os pais podem e devem estar envolvidos nesse processo.

No entanto, é bastante frequente que os pais procurem um diagnóstico formal, indaguem sobre a intervenção que provavelmente será organizada pela escola e exijam resultado da avaliação realizada na escola. Isso deve estar claro desde o início, embora saibamos que algumas escolas relutam em diagnosticar formalmente a dislexia. A instituição pode preferir esperar até que esteja claro que a criança não está progredindo como esperado. Nesse caso, pode ser tarde demais: as emoções do fracasso e a realidade da baixa autoestima podem já estar enraizadas.

Política e Prática

Um ponto importante a observar é o que está enfatizado nas informações do *site* do grupo multipartidário do governo escocês sobre dislexia. Lá está indicado que "receber apoio extra apropriado quando necessário não depende da identificação formal de um rótulo específico como dislexia".

O governo escocês, na verdade, desenvolveu uma caixa de ferramentas para abordagem da dislexia intitulada "Addressing Dyslexia Toolkit" (2017), um recurso *on-line* gratuito patrocinado pelo governo escocês, gerenciado pela Dyslexia Scotland e desenvolvido pelo Toolkit Working Group. Esse *kit* é planejado para apoiar o currículo ("Curriculum for Excellence" e "Getting It Right for Every Child", GIRFEC) e fornece informações para professores e autoridades locais de educação. Fornece também orientação sobre o processo de apoiar, avaliar e monitorar dificuldades de alfabetização, que podem incluir a dislexia, e detalha as abordagens e estratégias relevantes; caso tenha interesse em pesquisar o assunto, está disponível em: www.dyslexiascotland.org.uk/addressing-dyslexia-toolkit.

Porém, isso não deve ser interpretado como se as escolas e autoridades locais não apoiem a necessidade de apoio adicional formal para a dislexia. A definição escocesa de dislexia, com uma explicação detalhada, está disponível em (em inglês): http://addressingdyslexia.org/what-dyslexia.

Muitas autoridades e países operam um sistema de processo por etapas que incluem identificação precoce e intervenção. Um bom exemplo disso são os Estados Unidos, onde existem procedimentos de RTI (Resposta para Intervenção): www.understood.org/enschool-learning/special-services/rti/understanding-response-to-intervention.

Identificação Precoce

As autoridades de educação no Reino Unido reconhecem o valor da identificação precoce. Na verdade, isso é reconhecido internacionalmente — nos EUA, o modelo RTI é abrangente, com identificação e intervenção precoces como atividades centrais. Embora haja variações do processo RTI, alguns componentes essenciais estão presentes em todas as variações:

- triagem universal;
- monitoramento do progresso;
- instrução de alta qualidade fundamentada em pesquisas, para todos os alunos na sala de aula de educação geral (Nível 1);
- outros níveis de intervenção para estudantes que não demonstrem progresso adequado nas medidas de triagem ou no monitoramento de progresso (MELLARD e JOHNSON, 2008).

Reid *et al* (2005) relataram alguns exemplos muito promissores da Escócia, resultados das pesquisas patrocinadas pelo governo sobre dislexia e SpLD intitulados "A Scotland-wide Audit of Education Authority Early Years Policies and Provision for Specific Learning Difficulties (SpLD) and Dyslexia". Diversos documentos da política foram obtidos de diferentes autoridades na Escócia, e comentários como este eram comuns nos dados de pesquisa: "As autoridades indicam que têm um compromisso claro em identificar as crianças com dislexia o mais cedo possível".

Um dos primeiros relatórios formais sobre a identificação precoce foi o Republic of Ireland Report of the Task Force on Dyslexia (julho 2001). Esse relatório também mostrou indicadores claros de dislexia para diferentes grupos etários: 3-5 anos, 5-7 anos, 7-12 anos e acima de 12 anos. O relatório indicou especificamente que existe forte compromisso em identificar a dislexia em idade precoce. Weedon (2016) argumenta que a necessidade ampla de escolarização precoce coloca grande ênfase na aquisição de competências básicas de alfabetização (literacia) e alfabetização numérica (numeracia) — e para as crianças em risco de dislexia é comum que seja algo que elas não podem fazer tão facilmente como seria de esperar. Ele observa que a criança pré-escolar "feliz" talvez se torne menos feliz nos primeiros estágios da educação devido a esses fatores e às expectativas que surgem deles. Se nos primeiros anos a criança vivencia dificuldades significativas de alfabetização, a questão principal é investigar por que isso acontece, o que envolve o exame de diversos fatores, incluindo:

- **problemas sensoriais** como audição e visão; são fatores que precisam ser verificados o mais cedo possível, pois qualquer distorção em qualquer dos sentidos restringe o progresso na leitura;

- **nível do ensino** e expectativas do estudante;

- **ambiente escolar** e se a criança se sente relaxada e à vontade ou, talvez, tensa;

- **clima da sala de aula** — é competitivo demais ou, talvez, relaxado e desestruturado demais?;

- os **programas de ensino ou leitura** que estão sendo usados podem não ser os certos para a criança no momento;

- relutância em ler ou aprender a ler por causa dos fatores de **desamparo aprendido**, isto é, a criança se sente oprimida pela tarefa.

Na Inglaterra e no País de Gales, o *Special Educational Needs and Disability Code of Practice: 0 to 25 Years* (Código de prática de necessidades educacionais especiais e deficiências: 0 a 25 anos) do Department for Education (Departamento de educação) e Department of Health and Social Care (Departamento de saúde e serviço social), de 2014, fornece orientação para o planejamento de aprendizagem e a revisão de progresso no estágio pré-escolar além dos primeiros anos da escola. Esse documento enfatiza a necessidade de:

- **avaliar**, que envolve uma análise das necessidades da criança, em colaboração com os pais; a avaliação inicial deve ser revisada regularmente, mas se não houver progresso, deve ser feita uma avaliação especializada e mais completa;
- **planejar**, visto que as evidências de efetividade nas abordagens que serão usadas são cruciais;
- **fazer**, que envolve a supervisão do professor dos anos iniciais, em colaboração com o especialista, na implementação do programa;
- **revisar**, estágio importante porque examina a efetividade do apoio e o progresso da criança até o momento.

A Avaliação Independente

Bastante abordada neste livro, a importância desse tipo de avaliação para complementar qualquer avaliação realizada na escola não deve ser subestimada. A avaliação independente (particular) fornece uma perspectiva nova, concentrada em detalhes dos elementos de diagnóstico da avaliação. Essa avaliação também pode ser aplicada em colaboração com a escola e, na verdade, a escola pode ter um psicólogo escolar ou educacional para realizar os testes que normalmente são usados em uma avaliação independente.

Se um psicólogo independente for usado pela escola ou pelos pais, é importante garantir que a pessoa que fizer a avaliação seja profissionalmente qualificada. Isso significa ser registrado na instituição responsável do país e/ou estado. No Reino Unido, deve ser registrado no Health and Care Professions Council (HCPC – Conselho de profissões da saúde e assistência). Essa organização mantém padrões e tem um diretório de profissionais registrados. Nos Estados Unidos, cada estado tem um processo de registro, e os psicólogos precisam cumprir os critérios definidos pelo estado. Também existem orientações disponíveis na American Psychological Association (APA – Associação Americana de Psicologia), que é a maior organização científica e profissional de psicólogos nos EUA, com cerca de 117.500 associados, incluindo cientistas, educadores, clínicos, consultores e estudantes.

Do mesmo modo, no Canadá, cada província tem um órgão de registro e critérios próprios. No Brasil, cada região tem um Conselho Regional de Psicologia e todos os conselhos regionais são coordenados pelo Conselho Federal de Psicologia (https://site.cfp.org.br/). Para atuar em qualquer área da psicologia, o psicólogo deve estar registrado no Conselho da região em que reside.

É importante certificar-se de que o psicólogo tenha experiência com dislexia. Os professores especialistas também podem realizar avaliações se forem especificamente treinados nessa área e reconhecidos por um órgão profissional. Nos EUA e no Canadá, a avaliação normalmente é feita por psicólogos das escolas ou por psicólogos em consultório particular. Cursos de treinamento podem ser oferecidos a professores que tenham algum treinamento em psicometria. Por exemplo, na Nova Zelândia, a Learning Difficulties Association of New Zealand (Associação de dificuldades de aprendizagem da Nova Zelândia) oferece cursos de avaliação. Se for usada uma avaliação independente, o psicólogo deve apresentar um relatório escrito formal. A natureza, o conteúdo e a estrutura desse relatório variam dependendo do estilo do psicólogo, mas alguns pontos gerais geralmente são seguidos.

Informações dos Pais

É importante envolver os pais no processo de avaliação, pois certamente têm muitas informações a acrescentar. O modo como a criança se comporta em casa e ao brincar é importante e fornece um quadro mais amplo que ajuda a desenvolver uma avaliação mais completa. A avaliação não tem a ver apenas com realizações, mas com o desenvolvimento de um perfil do estudante que forneça informações para a intervenção. Os pais podem exercer um papel importante na intervenção, especialmente em conexão com a escola.

É necessário também obter informações relacionadas aos primeiros anos de vida da criança, que pode incluir o período antes da escola e dos estágios iniciais da escolarização. Do mesmo modo, é fundamental obter dados sobre o desenvolvimento sensorial da criança, como fatores auditivos e visuais. Por exemplo, existe uma conexão entre a perda auditiva intermitente inicial e a dislexia (PEER, 2015).

Acompanhamento e Conclusão

Um dos aspectos importantes de uma avaliação é o acompanhamento e, em especial, as recomendações sobre como ajudar a criança ou o jovem a se desenvolver e exibir seu potencial. Isso foi discutido no Capítulo 6, sobre estratégias e orientações. Embora este livro seja sobre avaliação, nos sentimos justificados ao incluir um capítulo voltado para a intervenção, pois consideramos um recurso crucial de interligação da avaliação. A questão "E agora?" deve sempre estar presente depois da avaliação.

Como dissemos anteriormente, no processo avaliativo pode haver uma lacuna entre as necessidades da criança, a dos pais e o que é oferecido pela escola e é comum que as perspectivas sejam muito diferentes. Esperamos que este livro tenha ajudado a identificar essas diferenças, e que os profissionais tenham consciência de que as necessidades das crianças e as dos pais não devem ser ignoradas.

Buscamos incluir neste breve livro o máximo possível de informações para demonstrar a diversidade de necessidades dos estudantes, a variedade de ferramentas e procedimentos de avaliação atualmente disponíveis, a natureza da avaliação, o papel dos pais, do avaliador, e, muito importante, a gama de estratégias e recursos que podem ser disponibilizados para estudantes com dislexia. Esperamos que você, leitor, considere este livro útil e ele ajude a desmistificar e a simplificar o processo de avaliação. Desse modo, será possível criar um caminho para a intervenção precoce e a obtenção de excelentes resultados para todos com dislexia.

Apêndice 1
Testes Usados na Avaliação da Dislexia

Seleção de Testes e Justificativa Geral

A justificativa geral para a avaliação está fundamentada nos modelos atuais de identificação das dificuldades de aprendizagem e em pesquisa empírica e orientação do *DSM-5*. O processo inclui identificar as discrepâncias no perfil cognitivo, em especial na área de processamento: memória de trabalho e velocidade de processamento. Inclui também uma análise dos padrões de leitura e soletração, da escrita expressiva e da velocidade de escrita, observando discrepâncias diagnósticas significativas entre as pontuações.

No Reino Unido, os psicólogos avaliadores têm acesso aos testes WISC (Escala de Inteligência Wechsler para Crianças) e WAIS (Escala de Inteligência Wechsler para Adultos), que abordam uma diversidade de processos cognitivos: raciocínio verbal, não verbal ou capacidades visoespaciais, memória de trabalho e velocidade de processamento, que discutiremos a seguir. Como todos os testes estão contidos na mesma bateria, é possível obter uma medida estatística das diferenças entre pontuações, isto é, elas podem mostrar estatisticamente se a diferença entre uma pontuação de raciocínio (verbal ou não verbal) e uma pontuação de processamento (velocidade ou memória) é significante. Você verá a seguir a descrição de um perfil frequentemente encontrado em avaliação de dislexia. Esses testes e os outros mostrados aqui são usados em muitos países em todo o mundo.

Os testes WISC e WAIS são correlacionados com os testes WIAT 3, que podem ser usados para avaliar as habilidades de alfabetização (literacia) e de alfabetização numérica (numeracia). Isso significa que os testes WISC 5 e WAIS 4 também podem identificar se as realizações de literacia ou matemática do estudante estão no nível esperado, com base em suas pontuações de raciocínio cognitivo. Essa técnica é especialmente útil para identificar dificuldades em alunos que estão trabalhando no que parece ser um nível aceitável (em geral médio). É possível usar os testes WISC e WAIS para ver se esse indivíduo deveria talvez trabalhar em um nível mais alto do que a média. Também é possível ver em que áreas um estudante está trabalhando no nível esperado, mas tem de fazer esforço extra e dedicar mais tempo.

Os Wide Range Intelligence Tests (WRIT) estão disponíveis para os professores e incluem testes de [2]inteligência verbal e inteligência visual. Não incluem testes de memória de trabalho ou velocidade de processamento e não se correlacionam com testes de realização em alfabetização (literacia).

Testes Cognitivos

ESCALA DE INTELIGÊNCIA WECHSLER PARA CRIANÇAS, QUINTA EDIÇÃO (WISC 5) (2016)

A WISC 5 é um teste individual que não exige leitura nem escrita.

Propósito do teste: A WISC 5 foi projetada como medida da capacidade intelectual da criança.

Faixa etária do teste: Idades de 6 anos a 16 anos e 11 meses.

Pontuações: Fornece uma escala completa de QI e as seguintes pontuações de fatores:
- compreensão verbal
- visoespacial

- raciocínio fluido
- memória de trabalho
- velocidade de processamento.

Informações: A WISC-5 é a quinta geração da Escala de Inteligência Wechsler para Crianças. Suas predecessoras, as WISC R, WISC 3 e WISC 4, foram o teste de inteligência infantil mais popular e mais amplamente pesquisado na história.

Pontuação: O QI médio é 100; a faixa de 110 a 120 é considerada média alta, e mais de 120 é alto. A faixa média é de 90 a 110; abaixo de 90, o QI é considerado na faixa média baixa; e abaixo de 79 é a faixa abaixo da média. Um QI de 70 ou menos é indicador de graves dificuldades de aprendizagem. A distribuição das pontuações pode ser vista na figura a seguir.

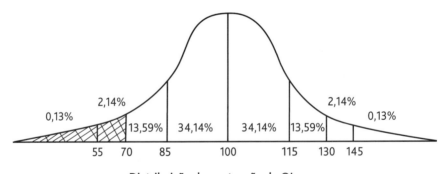

Distribuição da pontuação de QI

Distribuição da Pontuação de QI

Os subtestes da WISC 5 são agrupados pelos componentes a seguir.

- **Compreensão verbal** avalia o desenvolvimento das habilidades de linguagem de uma criança. Inclui testes de vocabulário expressivo, compreensão, raciocínio e conhecimento geral. Inclui os seguintes subtestes centrais:

- **similaridades**, habilidades de raciocínio concreto e abstrato, categorias e relacionamentos, memória de longo prazo (LTM);
- **vocabulário**, capacidade de expressar ideias verbalmente, conhecimento de palavras, LTM.

- **Visoespacial** avalia o desenvolvimento da análise espacial e a capacidade de analisar e sintetizar informações de uma criança. Inclui os seguintes subtestes centrais:
  - **projeto de blocos**, visualização espacial, análise de um todo em suas partes componentes;
  - **quebra-cabeças visuais**, capacidade de analisar e sintetizar informações.
- **Raciocínio fluido** mede o raciocínio visual e o raciocínio quantitativo e a indução. Inclui os seguintes subtestes centrais:
  - **raciocínio de matriz**, processamento de informações visuais, habilidades de raciocínio e abstratas;
  - **imagens com pesos**, mede raciocínio quantitativo e indução.
- **Memória de trabalho** avalia a memória de trabalho auditiva e a atenção do estudante, além da memória de trabalho visual. Inclui os seguintes subtestes centrais:
  - **intervalo de dígitos**, lembrança de informações (números), memória auditiva de curto prazo, concentração;
  - **intervalo de imagens**, mede a memória de trabalho visual.
- **Velocidade de processamento** avalia as habilidades motoras (manuais) e a velocidade de processamento de informações. Inclui os seguintes subtestes centrais:
  - **codificação**, tarefa com papel e lápis que exige a duplicação de desenhos abstratos; envolve integração visomotora, velocidade de processamento de informações, memória visual de curto prazo, rastreamento visual; esta tarefa tam-

bém pode ser administrada com um iPad em vez de papel e lápis;
- **busca de símbolos**, tarefa com papel e lápis; envolve integração visomotora, velocidade de processamento de informações, rastreamento visual, memória visual de curto prazo; esta tarefa também pode ser administrada com um iPad em vez de papel e lápis.

ESCALA DE INTELIGÊNCIA WECHSLER PARA ADULTOS, QUARTA EDIÇÃO (WAIS 4) (2008)

A WAIS 4 é a equivalente da WISC 5 descrita acima, mas para adultos e pode ser usada com pessoas de 16 a 90 anos. Ela fornece uma escala completa de QI e as seguintes pontuações de fatores:

- compreensão verbal;
- raciocínio perceptual;
- memória de trabalho;
- velocidade de processamento.

Os subtestes estão agrupados por categorias de escala a seguir.

- **Compreensão verbal** avalia o desenvolvimento das habilidades de linguagem. Inclui testes de vocabulário expressivo, compreensão, raciocínio e conhecimento geral. Inclui os seguintes subtestes centrais:

    similaridades, habilidades de raciocínio concreto e abstrato, categorias e relacionamentos, memória de longo prazo (LTM);
    vocabulário, capacidade de expressar ideias verbalmente, conhecimento de palavras, LTM;
    informações, conhecimento geral, LTM.

- **Raciocínio perceptual** avalia o desenvolvimento da análise espacial e a capacidade de analisar e sintetizar as informações, e mede o raciocínio visual, o raciocínio quantitativo e a indução. Inclui os seguintes subtestes centrais:

projeto de blocos, visualização espacial, análise de um todo em suas partes componentes;

raciocínio em matriz, processamento de informações visuais e habilidades de raciocínio e abstratas;

quebra-cabeças visuais, capacidade de analisar e sintetizar informações.

- **Memória de trabalho** avalia a memória de trabalho auditiva e a atenção. Inclui os seguintes subtestes centrais:

    intervalo de dígitos, lembrança de informações (números), memória auditiva de curto prazo, concentração;

    aritmética, atenção, concentração, memória auditiva de curto prazo, raciocínio numérico.

- **Velocidade de processamento** avalia habilidades motoras (manuais) e velocidade de processamento de informações. Inclui os seguintes subtestes centrais:

    - **busca de símbolos**, tarefa com papel e lápis; envolve integração visomotora, velocidade de processamento de informações, rastreamento visual, memória visual de curto prazo; essa tarefa também pode ser administrada com um iPad em vez de papel e lápis;

    - **codificação**, tarefa com papel e lápis que exige a duplicação de desenhos abstratos; envolve integração visomotora, velocidade de processamento de informações, memória visual de curto prazo, rastreamento visual; essa tarefa também pode ser administrada com um iPad em vez de papel e lápis.

Perfis Cognitivos

Existe uma diversidade muito ampla de perfis cognitivos possíveis. O perfil descrito a seguir é bem típico na dislexia e ajuda a ilustrar o processo de análise dos pontos fortes e fracos e como as áreas mais fracas podem afetar as realizações de alfabetização (literacia). É muito importante observar que nem todos os estudantes disléxicos mostrarão esse padrão de pontuações.

A pontuação de compreensão verbal é significativamente mais alta do que a pontuação de memória de trabalho:

- o processamento não acompanha as capacidades verbais;
- pode levar a problemas com realizações de aprendizagem, a colocação dos pensamentos no papel e manutenção do foco.

A pontuação de compreensão verbal é significativamente mais alta do que a pontuação de velocidade de processamento:

- o processamento não acompanha as capacidades verbais;
- pode levar a problemas com realizações de aprendizagem, colocação dos pensamentos no papel e manutenção do foco.

Testes de Realizações

WECHSLER INDIVIDUAL ACHIEVEMENT TEST, THIRD EDITION (WIAT 3) (2017) (Teste de realização individual Wechsler, terceira edição, WIAT 3, 2017)

O WIAT 3 é um dos testes de realização mais abrangentes e, como observado acima, está correlacionado com o WISC 5 e o WAIS 4. Essa bateria de testes só está disponível para psicólogos qualificados (uma versão mais restrita, o WIAT 3-T, está disponível para professores, e é mencionada na Tabela 2 a seguir).

O WIATB 3 permite que o psicólogo avaliador compare as pontuações de realizações previstas baseadas nas pontuações do WISC 5 e WAIS 4 com as pontuações de realizações realmente obtidas. Assim, é possível ver se o desempenho dos estudantes em alfabetização (literacia) ou alfabetização numérica (numeracia) está no nível esperado. Inclui os seguintes subtestes:

- compreensão auditiva;
- expressão oral;
- habilidades iniciais de leitura;
- leitura de palavras;
- decodificação de pseudopalavras;
- fluência de leitura oral;
- compreensão de leitura;
- fluência de escrita do alfabeto;
- composição de sentenças;
- composição de ensaios;
- soletração;
- operações numéricas;
- solução de problemas de matemática;
- fluência matemática.

O WIAT 3 é válido porque separa a medida da compreensão auditiva em dois subtestes de recepção e vocabulário expressivo, o que é útil para identificar os estudantes que podem ter problemas receptivos ou de processamento auditivo, e aqueles com dificuldades para encontrar palavras.

O WIAT 3 também tem testes separados de raciocínio matemático e alfabetização matemática (numeracia). A criança com dislexia pode ter boa compreensão dos conceitos matemáticos, mas encontrar dificuldades para processar números e símbolos. Essas dificuldades provavelmente ficarão evidentes nos subtestes de alfabetização matemática (numeracia). O teste de solução de problemas matemáticos é administrado individualmente e permite que o avaliador veja como o estudante lida com os problemas que têm enunciado com mais palavras e com aqueles em que tem de descobrir qual é o cálculo pedido e também realizar o cálculo.

O WIAT 3 também tem três subtestes de fluência matemática. Esses testes podem fornecer informações especialmente úteis para os estudantes com dificuldades de velocidade de processamento. Alguns outros testes podem ser acrescentados ou usados no lugar de alguns dos subtestes do WIAT 3, dependendo da idade e do estágio do estudante e do tipo de evidência que pode ser necessário para obter apoio ou adaptações do exame. Incluem os testes descritos a seguir.

GRAY ORAL READING TESTS (GORT-5)
(Testes de leitura oral Gray)

GORT-5 fornece uma medida eficiente e objetiva de leitura e pode auxiliar no diagnóstico de dislexia. Quatro pontuações são fornecidas:

- taxa de leitura oral, a quantidade de tempo de que um estudante precisa para ler textos em voz alta;
- precisão de leitura oral, a capacidade de o estudante pronunciar cada palavra corretamente;
- fluência de leitura oral, a combinação da pontuação de precisão e da taxa do estudante;
- compreensão de leitura, adequação das respostas do estudante a perguntas sobre o conteúdo de cada história lida.

O GORT-5 fornece informações úteis de diagnóstico e qualquer discrepância entre os diferentes aspectos de leitura pode ser observada. Por exemplo, pode haver diferença entre fluência de leitura e precisão de leitura. Se a fluência estiver significativamente abaixo do nível de precisão, é justificativa para o tempo a mais para leitura. Comparações semelhantes podem ser feitas com as outras pontuações do GORT-5.

GRAY SILENT READING TEST (GSRT)
(Teste de leitura silenciosa de Gray)

O GSRT fornece uma pontuação para compreensão da leitura silenciosa.

WIDE RANGE ACHIEVEMENT TEST (WRAT5)
(Teste de intervalo amplo de realização)

O WRAT5 é uma bateria menor de testes que fornece pontuações para:

- leitura de palavras;
- soletração;
- compreensão de sentenças;
- computação matemática.

COMPREHENSIVE TEST OF PHONOLOGICAL AWARENESS (CTOPP-2) (Teste abrangente de percepção fonológica)

Os testes CTOPP-2 fornecem um perfil fonológico e dados de percepção fonológica bastante úteis, porque pesquisas indicam que esse tipo de dificuldade é um fator crucial para identificar a dislexia. Os seguintes subtestes estão disponíveis:

- elisão;
- fusão de palavras;
- isolamento de fonemas;
- memória para dígitos;
- repetição de não palavras;
- nomeação rápida de dígitos;
- nomeação rápida de letras.

Os testes de nomeação rápida do CTOPP-2 são orais, enquanto no WISC 5 e WAIS 4, os testes de velocidade de processamento envolvem escrita ou seleção de itens em um iPad. Dessa forma, podem ser feitas comparações entre os desempenhos nessas duas condições.

RAPID AUTOMATISED NAMING (RAN) AND RAPID ALTERNATING STIMULUS (RAS) TESTS
(Testes de nomeação rápida automatizada, RAN, e de estímulo de alternância rápida, RAS)

Os testes RAN/RAS podem ser usados em vez dos testes CTOPP-2. Eles medem a velocidade em que a criança nomeia:

- objetos;
- cores;
- números;
- letras;
- letras e números.

TEST OF WORD READING EFFICIENCY (TOWRE-2)
(Teste de eficiência de leitura de palavras)

Os testes TOWRE-2 medem a velocidade de leitura imediata de palavras e não palavras (fonemas) usando os seguintes subtestes:

- eficiência de palavra imediata;
- eficiência de decodificação fonêmica.

WIDE RANGE ASSESSMENT OF MEMORY AND LEARNING (WRAML-2) (Avaliação de intervalo amplo de memória e aprendizagem)

A bateria WRAML-2 pode ser usada para medir aspectos diferentes da memória da criança, usando os seguintes subtestes:

- memória de histórias;

- memória de *design*;
- aprendizagem verbal;
- memória de imagens;
- memória de números/letras.

É importante que os pais e as escolas saibam que os testes são acessíveis a diferentes categorias de avaliadores, dependendo do nível de qualificação dos profissionais. Isso pode ser visto nos critérios Pearson para acessar os testes. A Pearson Assessment publica uma grande diversidade de testes, e os cataloga como instrumentos CL3, CL2R, CL2 ou CL1, dependendo das qualificações e do treinamento necessários para usá-los.

As tabelas 1 e 2 destacam os testes/áreas que podem ser incluídos em uma avaliação na escola e revelam o que os resultados podem indicar. As tabelas representam apenas uma seleção de testes que podem ser usados pelos professores na escola. É importante também consultar os itens acima a respeito dos pré-requisitos de qualificações necessários para avaliar esses testes.[1]

---

1 Consulte o *site* https://www.pearsonclinical.com/psychology/qualifications.html para conhecer as qualificações necessárias na América do Norte.

TABELA 1 Testes CL3 selecionados que podem ser usados na escola.
(Observação: Os testes CL3 podem ser usados pela maioria dos professores.)

Teste	Nível de qualificação	Razões para uso	Implicações
York Assessment of Reading Comprehension (avaliação York de compreensão de leitura) — YARC De 4 a 16 anos	N/A	Mede habilidades de leitura nos primeiros anos e leitura de passagem no nível escolar.	Segue as normas do Reino Unido; pode ser usado como um marco, pois também avalia a exatidão e a taxa de leitura.
Gray Silent Reading Tests (testes Gray de leitura silenciosa) — GSRT De 7 a 25 anos	CL3	Mede a compreensão da leitura silenciosa sem marcação de tempo.	Pode ser útil a comparação com o desempenho em testes com tempo marcado; concentra-se na compreensão; leitura silenciosa; uma boa medida para crianças com dislexia.
Gray Oral Reading Tests (testes Gray de leitura oral) — GSRT	CL3	Fornece informações sobre velocidade de leitura, exatidão e compreensão de leitura; incorpora um procedimento de análise de enganos que ajuda a identificar o tipo de erros de leitura cometidos.	É uma boa técnica para medir os três aspectos de leitura; como a leitura é feita em voz alta e com tempo marcado e dá uma boa ideia da confiança ao ler.

(continua)

TABELA 1 Testes CL3 selecionados que podem ser usados na escola. *(continuação)*

(Observação: Os testes CL3 podem ser usados pela maioria dos professores.)

Teste	Nível de qualificação	Razões para uso	Implicações
Test of Word Reading Efficiency (teste de eficiência de leitura de palavras) — TOWRE-2 De 6 a 24 anos e 11 meses	CL3	Mede exatidão e fluência na leitura de palavras.	É um teste com tempo marcado; fornece informações sobre a velocidade de acessar letras impressas e habilidades de decodificação.
Dyslexia Early Screening Test (teste de triagem precoce de dislexia) — DEST De 4 anos e 6 meses a 6 anos e 5 meses	CL3	Examina as habilidades iniciais de leitura, memória de trabalho e velocidade, além de outros fortes indicadores de dislexia.	Pode ser muito útil para indicar quais crianças precisam de avaliação adicional; pode ser incorporado à política de identificação inicial da escola.
Dyslexia Screening Test-Junior (teste júnior de triagem de dislexia) — DST-J De 6 anos e 6 meses a 11 anos e 5 meses	CL3	Identifica crianças nessa faixa etária que estão em risco de dislexia.	Muito útil para a identificação inicial e como um instrumento geral de triagem escolar.

(continua)

TABELA 1 Testes CL3 selecionados que podem ser usados na escola. *(continuação)*

(Observação: Os testes CL3 podem ser usados pela maioria dos professores.)

Teste	Nível de qualificação	Razões para uso	Implicações
Dyslexia Screening Test-Secondary (teste secundário de triagem de dislexia) — DST-S De 11 anos e 6 meses a 16 anos e 5 meses	CL3	Inclui fluência de leitura verbal e semântica, decodificação e raciocínio não verbal.	Útil para aquelas crianças que não foram identificadas anteriormente, mas apresentam dificuldades similares às disléxicas.
Lucid Rapid (rápido Lucid) De 4 a 15 anos	N/A	Triagem de classe completa para dislexia; examina o processamento fonológico (crianças de 4 a 15 anos), memória de trabalho (de 4 a 15 anos), habilidades de decodificação fônica de 8 a 15 anos), memória de integração visual-verbal (de 4 a 7 anos).	Usado para identificação precoce e para obter informações diagnósticas; pode indicar a necessidade de outros testes.
Comprehensive Test of Phonological Processing (teste abrangente de processamento fonológico) — CTOPP-2 De 4 a 24 anos e 11 meses	CL3	Testa os aspectos principais no processamento de decodificação e no processamento fonológico, a memória fonológica e a velocidade de processamento.	Identifica problemas fonológicos que podem ser indicadores importantes de dislexia.

(continua)

TABELA 1 Testes CL3 selecionados que podem ser usados na escola. *(continuação)*

(Observação: Os testes CL3 podem ser usados pela maioria dos professores.)

Teste	Nível de qualificação	Razões para uso	Implicações
Detailed Assessment of Speed of Handwriting (avaliação detalhada da velocidade da escrita à mão) — DASH	CL3	Avalia a velocidade de escrita à mão. Contém cinco subtestes sobre os diferentes aspectos de velocidade de escrita manual.	Útil para fornecer a evidência para acesso a adaptações para os testes de currículo de estágio inicial e qualificações gerais.
Launch into Reading Success (Bennett e Ottley, 1997) (lançamento em sucesso de leitura) De 2 a 12 anos	CL3	Programa de treinamento auditivo. Começa com palavras isoladas como unidades de som e conclui com ligações.	Exercícios fotocopiáveis identificam as áreas em que a criança pode precisar de ajuda.

TABELA 2 Testes especializados populares (CL2R)

Teste	Nível de qualificação	Razões para uso	Implicações
WIAT 3 UK edition for teachers (WIAT 3 UK-T – WIAT 3 edição Reino Unido para professores)	CL2R	Bateria normalizada do Reino Unido com cinco subtestes para examinar os principais aspectos da alfabetização (literacia): leitura de palavras, compreensão de leitura e soletração.	Pode fornecer informações úteis sobre níveis de leitura e informações de diagnóstico por meio de análises dos tipos de erros cometidos em leitura e soletração.

(continua)

TABELA 2 Testes especializados populares (CL2R) (*continuação*)

Teste	Nível de qualificação	Razões para uso	Implicações
Wide Range Achievement Test (Teste de ampla diversidade de realizações), WRAT5 Idades de 5 a 85 anos ou mais	CL2R	Mede as habilidades acadêmicas básicas de leitura, soletração, compreensão de sentença e computação matemática.	Uma alternativa ao WIAT 3 — leva menos tempo para administrar e fornece um subteste estruturado e útil de compreensão de sentenças.

Apêndice 2

Glossário de Termos

Automaticidade — Refere-se à situação em que o aluno alcança um grau de domínio em relação à habilidade ou informação que está aprendendo. No caso da leitura, seria o reconhecimento automático da palavra sem a necessidade de decodificá-la ativamente, embora também seja importante que o aluno atinja a automaticidade na decodificação para que saiba automaticamente como decodificar uma nova palavra. Isso pode se aplicar a qualquer habilidade que tenha de ser aprendida.

Capacidades visuais e espaciais — Relacionam-se à capacidade de planejar e realizar com sucesso tarefas visuais. As crianças com essas habilidades têm boa percepção do espaço e de como os objetos se encaixam.

Cognitivo — É o processo de aprendizagem e de pensamento. Descreve como os alunos absorvem informações e como retêm e entendem as informações.

Decodificação — Refere-se ao processo de leitura e especificamente à quebra de palavras em sons individuais.

Diferenciação — É o processo de adaptar materiais e ensino para adaptá-los a uma gama de capacidades e ao nível de realizações do aluno. Geralmente, a diferenciação se refere à tarefa, ao ensino, aos recursos e à avaliação. Cada uma dessas áreas pode ser diferenciada para corresponder às necessidades de indivíduos ou de grupos de alunos.

Dificuldades específicas de aprendizagem (SpLDs, na sigla em inglês) — Refere-se à gama de dificuldades vivenciadas por alguns alunos que podem envolver habilidades de leitura, coordenação, soletração, expressão escrita e caligrafia. Existem numerosas SpLDs, e são consideradas distintas das dificuldades gerais de aprendizagem. As crianças com dificuldades gerais de aprendizagem geralmente acham a maioria das matérias do currículo desafiadoras e podem ter um nível de compreensão mais baixo do que as crianças com SpLDs (Superposição com outras dificuldades de aprendizagem específicas) que, por definição, têm pontos fortes em algumas matérias.

Discalculia — Descreve as dificuldades com alfabetização numérica. A discalculia pode ser causada por dificuldades na computação dos números, em reter números ao realizar cálculos ou na leitura de instruções associadas com problemas com números.

Discriminação auditiva — Muitas crianças com dislexia têm dificuldades de discriminação auditiva. São dificuldades para identificar sons específicos e distinguir esses sons de outros sons similares. Essa complexidade pode estar associada a dificuldades fonológicas vivenciadas por crianças com dislexia (ver o verbete "percepção fonológica"). Perda auditiva ou perda auditiva parcial e intermitente também podem estar associadas a dificuldades na discriminação auditiva.

Disgrafia — Dificuldades em escrever à mão. Algumas crianças com dispraxia (ver abaixo) e dislexia podem apresentar sinais de disgrafia. Crianças com disgrafia se beneficiam com o uso de papel com linhas, pois é frequente que tenham problemas visuais/espaciais, e podem segurar o lápis de uma maneira desajeitada.

Dislexia — Refere-se a dificuldades em acessar textos, mas inclui outros fatores como memória, velocidade de processamento, sequenciamento, direções, sintaxe, soletração e trabalho escrito, todos podem ser desafiadores. As crianças com dislexia muitas vezes têm dificuldades fonológicas que resultam em habilidades fracas de ataque de palavras. Em muitos casos, necessitam de um programa dedicado de intervenção.

Dispraxia — Dificuldades de coordenação. Também denominada de Transtorno do Desenvolvimento da Coordenação (TDC). Mais informações podem ser encontradas no *site* da Dyspraxia Foundation (por exemplo, https://dyspraxiafoundation.org.uk/about-dyspraxia/dyspraxia-glance). No Brasil, consulte o *site* da Associação Brasileira de Apraxia de Fala na Infância, Abrapraxia, que tem informações sobre dispraxia (https://apraxiabrasil.org/textos-sobre-afi/o-que-e-dispraxia/).

Estilos de aprendizagem — Este termo pode descrever as preferências do aluno para aprendizagem, como estímulos visuais, auditivos, cinestésicos ou táteis, mas também se refere a preferências ambientais como som, uso de música durante a aprendizagem, preferência por um horário do dia, pelo trabalho em pares, grupos ou individualmente. Há muita literatura (os autores se referem a obras em inglês) a respeito de estilos de aprendizagem, mas o conceito ainda é considerado polêmico, provavelmente porque existem centenas de instrumentos diferentes e todos afirmam mensurar os estilos de aprendizagem. Na verdade, muitos alunos são bastante adaptáveis e podem se ajustar a diferentes tipos de situações e ambientes de aprendizado. No entanto, o conceito é útil para aplicação na sala de aula, especialmente com crianças que têm dificuldades de aprendizagem porque, se considerarmos os estilos de aprendizado é possível identificar seus pontos fortes e usá-los para preparar materiais para o ensino.

Hiperlexia — É o oposto da dislexia, o aluno hiperléxico normalmente tem habilidade extrema em decodificar e ler palavras. Contudo, podem haver dificuldades na compreensão do texto.

Incapacidades de aprendizagem — Termo geral, usado principalmente na América do Norte, para descrever a diversidade de dificuldades específicas de aprendizagem como dislexia, dispraxia, discalculia e disgrafia. Muitas vezes chamadas de LD (Learning Desabilities) não equivale à inteligência, e as crianças com LD geralmente têm inteligência média ou acima da média.

Memória de longo prazo — Tipo de memória usado para recuperar informações aprendidas e precisam ser lembradas por algum motivo. Muitas crianças com dislexia podem ter dificuldade com a memória de longo prazo, pois não organizaram as informações que aprenderam. Lembrar pode ser um desafio, pois podem não ter pistas suficientes para auxiliar nesse processo. Além disso, a memória de trabalho desempenha um papel na armazenagem e na recuperação, e isso significa que pode haver algum atraso para inserir informações na memória de longo prazo e recuperá-las. Os programas de habilidades de estudo ajudam com a memória de longo prazo.

Memória de trabalho — É o primeiro estágio da memória de curto prazo. Mantém informações em armazenamento de curto prazo e realiza, simultaneamente, uma atividade de processamento. A atividade pode ser a resolução de um problema, leitura de instruções ou fazer anotações escritas na lousa ou ditadas. As crianças com dislexia frequentemente têm dificuldades de memória de trabalho.

Metacognição — É o processo de pensar sobre o pensamento, isto é, perceber como se aprende e como um problema foi resolvido. É uma abordagem focada no processo que é necessária para a aprendizagem eficaz e eficiente. Muitas crianças com dislexia têm fraca percepção metacognitiva porque são inseguras de seu processo de aprendizagem e é por esse motivo que os programas de habilidades de estudo são úteis.

Multissensorial — Refere-se ao uso de uma diversidade de modalidades em aprendizagem. Nesse contexto, "multissensorial" é o uso de técnicas de aprendizagem visual, auditiva, cinestésica e tátil. É geralmente aceito que as crianças com dislexia precisam de uma abordagem multissensorial que use todas essas modalidades.

Neurológico — Refere-se aos fatores associados ao cérebro, que incluem a estrutura cerebral, isto é, os diferentes componentes do cérebro, ou o processamento cerebral: como os componentes interagem uns com os outros. A pesquisa em dislexia mostra os fatores da estrutura cerebral e do processamento cerebral implicados na dislexia.

Percepção fonológica — O termo se refere ao processo de se familiarizar com os sons das letras e as combinações de letras que criam os sons no texto de leitura. Por exemplo, no idioma inglês existem 44 sons e alguns sons são muito parecidos. Isso ocorre em todos os idiomas ou línguas e pode ser confuso e desafiador para as crianças com dislexia. Com frequência elas confundem os sons ou têm dificuldade em retê-los e reconhecê-los ao ler ou ao falar.

Processamento de informações — Descreve como crianças e adultos aprendem novas informações. Geralmente, é descrito como um ciclo — entrada, cognição, saída. As crianças com dislexia podem ter dificuldades em todos os estágios do processamento de informações e a dislexia pode ser considerada uma dificuldade ou diferença no processamento de informações.

Raciocínio fluido — É a capacidade da criança em elaborar os relacionamentos subjacentes entre os objetos visuais e usar o raciocínio para identificar as regras e aplicá-las.

Rastreamento ocular — Habilidade de ler uma linha e manter os olhos na mesma linha até o fim. Crianças com rastreamento ocular fraco podem pular linhas ou palavras em uma página. Cobrir uma parte da linha ou da página ou usar uma régua ajuda no rastreamento ocular.

TDAH — As crianças com Transtorno do Déficit de Atenção com Hiperatividade têm intervalo curto de atenção e tendem a trabalhar em várias tarefas diferentes ao mesmo tempo. Elas se distraem facilmente e podem ter dificuldade em se acomodar em algumas salas de aula, especialmente se houver diversas distrações concorrentes. É possível que algumas crianças tenham dificuldades de atenção sem hiperatividade, o que é chamado Transtorno de Déficit de Atenção, TDA.

Tutoria entre pares — É quando duas ou mais crianças trabalham juntas e tentam aprender uma com a outra. Outra maneira é quando um aluno mais velho e mais competente trabalha (como um tutor) com um aluno mais jovem e menos competente (como tutorado).

Referências

AMERICAN Psychiatric Association (APA). *Diagnostic and Statistical Manual of Mental Disorders (DSM-5)*. 5. ed. Washington, DC: APA, 2013.

BENNETT, L.; OTTLEY, P. *Launch into reading success through phonological awareness training*. Londres: Harcourt, 1997.

BISHOP, D. V. M.; SNOWLING, M. J. Developmental dyslexia and specific language impairment: same or different? *Psychological Bulletin*, n. 7, 2004.

BREZNITZ, Z. The origin of dyslexia: the asynchrony phenomenon. *In*: REID, G.; FAWCETT, A.; MANIS, F.; SIEGEL, L. (ed.). *The Sage Handbook of Dyslexia*. Londres: Sage, 2008.

CAME, F.; REID, G. *CAP It All: Concern, Assess, Provide — practical tools and techniques to identify and assess individual needs*. Wiltshire: Learning Works International Ltd., 2008.

CAMPBELL, A. *A dyslexic writes*: an essay on dyslexia — A conundrum of conundrums. Farnham: Helen Arkell Dyslexia Centre, 2009.

DEPARTMENT for Education e Department of Health and Social Care. *Special Educational Needs and Disability Code of Practice: 0 to 25 Years*. Reino Unido, 2014. Disponível em https://assets.publishing.service.gov.uk/government/uploads/system/uploads/attachment_data/file/398815/SEND_Code_of_Practice_January_2015.pdf. Acesso em: 10 jan. 2019.

DYSLEXIA Scotland. *Dyslexia and us*: a collection of personal stories. Stirling: Dyslexia Scotland, 2011.

ENGELMANN, S.; HADDOX, P.; BRUNER, E. *Teach your child to read in 100 easy lessons*. Nova York: Simon & Schuster, 1983.

EVERATT, J.; REID, G. An overview of recent research. *In*: REID, G. (ed.) *The routledge dyslexia companion*. Londres: Routledge, 2009.

FAWCETT, A. *Procedural learning difficulties and comorbidity in dyslexia*. Ensaio apresentado na UNITE SpLD Conference, Cingapura, 2017.

FAWCETT, A.; NICOLSON, R. Dyslexia and the cerebellum. *In*: REID, G.; FAWCETT, A.; MANIS, F.; SIEGEL, L. (ed.). *The Sage Handbook of Dyslexia*. Londres: Sage, 2008.

Francks, C., MacPhie, I.L. e Monaco, A.P. The Genetic Basis of Dyslexia. *The Lancet Neurology*, v. 1, 2002.

GATHERCOLE, S. *Supporting learners: where does the evidence lead us?* BDA International Conference. Telford: 2018.

GILGER, J. W. Some special issues concerning the genetics of dyslexia: revisiting multivariate profiles, comorbidities, and genetic correlations. *In*: REID, G.; FAWCETT, A.; MANIS, F.; SIEGEL, L. (ed.) *The Sage Handbook of Dyslexia*. Londres: Sage, 2008.

GRAY, A. English as an Additional Language (EAL): special educational needs and dyslexia. The role of the 21st Century SENCo. *In*: PEER, L; REID, G. (ed.) *Multilingualism, literacy and dyslexia*: breaking down barriers for educators. Londres: Routledge, 2016.

GUISE, J.; REID, G.; LANNEN, S.; LANNEN, C. Dyslexia and specific learning difficulties: assessment and intervention in a multilingual setting. *In*: PEER, L.; REID, G. (ed.). *Multilingualism, literacy and dyslexia*: breaking down barriers for educators. Londres: Routledge, 2016.

JEFFRIES, S.; EVERATT, J. Working memory: its role in dyslexia and other learning difficulties. *Dyslexia*, v. 10, p. 196–214, 2004.

JOSHI, R. M.; AARON, P. G. Assessment of literacy performance based on the componential model of reading. *In*: REID, G.; FAWCETT, A.; MANIS, F.; SIEGEL, L. (ed.). *The Sage Dyslexia Handbook*. Londres: Sage, 2008.

KORMOS, J.; SMITH, A. M. *Teaching languages to students with specific learning differen-*

ces. Bristol: Multilingual Matters, 2010.

KURNOFF, S. *The human side of dyslexia*: 142 interviews with real people telling real stories. Monterey, CA: London Universal, 2000.

LANDON, J. Inclusion and dyslexia – the exclusion of bilingual learners? *In*: PEER, L.; REID, G. (ed.) *Dyslexia*: successful inclusion in the secondary school. Londres: David Fulton, 2001.

MELLARD, D. F.; JOHNSON, E. *RTI: a practitioner's guide to implementing response to intervention*. OnlineSage Publications. Califórnia: Sage, 2008 (printed); 2013 (on-line). Disponível em http://sk.sagepub.com/books/rti. Acesso em: 27 mar. 2022.

MOLFESE, D. L.; MOLFESE, V. J.; BARNES, M. E.; WARREN, C. G.; MOLFESE, P. J. Familial predictors of dyslexia: evidence from preschool children with and without familial dyslexia risk. *In*: REID, G.; FAWCETT, A.; MANIS, F.; SIEGEL, L. (ed.). *The Sage Dyslexia Handbook*. Londres: Sage, 2008.

NORTON, E. S.; WOLF, M. Rapid Automatized Naming (RAN) and reading fluency: implications for understanding and treatment of reading disabilities. *Annual Review of Psychology*, v. 63, n. 11, p. 427–452, 2012.

PEER, L. Dyslexia, Bi/multilingualism and otitis media (glue ear): a sticky educational problem. *In*: PEER. L.; REID, G. (ed.). *Multilingualism, literacy and dyslexia: breaking down barriers for educators*. Londres: Routledge, 2015.

REID, G.; DEPONIO, P.; DAVIDSON-PETCH, L. D. Identification, Assessment and Intervention: Implications of an Audit on Dyslexia Policy and Practice in Scotland. *Dyslexia*, v. 11, n. 3, p. 203–216, 2005.

REID, G.; GUISE, J. *Assessment for dyslexia*: from early years to higher education. Londres: Bloomsbury, 2017.

REID, G.; GUISE, N.; GUISE, J. *The big book of dyslexia activities for kids and teens*: 100 creative, fun, multi-sensory and inclusive ideas for successful learning. Londres: Jessica Kingsley Publishers, 2018.

REID, G.; KIRK, J. *Dyslexia in adults: education and employment*. Chichester: Wiley, 2001.

REPUBLIC of Ireland Task Force on Dyslexia. *Report of the Task Force on Dyslexia*. Dublin: Government Publications, 2001. Disponível em www.sess.ie/sites/default/files/Dyslexia_Task_Force_Report_0.pdf. Acesso em: 10 jan. 2019.

ROOKE, M. *Creative, successful, dyslexic: 23 high achievers share their stories*. Londres: Jessica Kingsley Publishers, 2016.

ROOKE, M. *Dyslexia is my superpower (most of the time)*. Londres: Jessica Kingsley Publishers, 2018.

ROSE, J. *Identifying and teaching children and young people with dyslexia and literacy difficulties*. Londres: Department for Children, Schools and Families, 2009.

SPECIAL Educational Needs Assessment Profile - SNAP. Londres: Hodder Education, c2022. Disponível em https://www.hodder-education.co.uk/snap. Acesso em: 22 fev. 2019.

SNOWLING, M. *Dyslexia and language impairment*. Apresentação na Association for Child and Adolescent Mental Health. Cardiff: 2017.

STEIN, J.; THE DYSLEXIA RESEARCH TRUST. The genetics of dyslexia. *Dyslexia Daily*, Austrália, 2014. Disponível em: https://www.dyslexiadaily.com/blog/genetics-dyslexia. Acesso em: 27 mar. 2022.

STEIN, J. *The dyslexia debate*. Ensaio apresentado na Learning Differences Convention. Melbourne e Sydney, 2017.

VELLUTINO, F. R.; FLETCHER, J. M.; SNOWLING, M. J.; SCANLON, D. M. Specific reading disability (dyslexia): what have we learnt in the past four decades? *Journal of Child Psychology and Psychiatry*, v. 45, n. 1, p. 2–40, 2004.

WEEDON, C. The potential impact and influence of the social model of disability. *In*: PEER, L.; REID, G. (ed.). *Special educational needs: a guide for inclusive practice*. 2. ed. Londres: Sage, 2016.

WOLF, B.; BERNINGER, V. Specific learning disabilities: plural, definable, diagnosable, and treatable. *Dyslexia Connections, International Dyslexia Association Newsletter for Parents*, 2015.

Índice Remissivo

Aaron, P. G., 21
Adaptações
    dificuldades de memória de trabalho, 102-103
    dificuldades de velocidade de processamento, 104
    para exames, 18, 37, 63
Alfabetização numérica (numeracia)
    dificuldades com, 25, 90, 99-101
    estratégias para ajudar com a, 100-101
American Psychiatric Association, 23
Amigos, 36
Apoio
    efeito do bom, 37-38
    falta de, 37-38
    princípios-chave do, 91
    programas fônicos, 92
Apps, 16, 92, 100, 102
Aprendizagem multissensorial, 91, 101, 136
Associação som-símbolo, 93
Autoconhecimento, 14, 37, 39, 40-41
Autodefesa, 37, 71, 107
Autoestima, 24, 29, 34-35, 38, 49, 51, 62-64, 69, 105, 106, 109
Avaliação
    como ferramenta preditiva, 45
    iniciar, 29-30
Avaliação independente
    qualificações do avaliador, 113
    reunião de feedback, 46-47
    visão geral da, 71, 112-114

Avaliação de pontos fortes, 22, 47, 53-55, 56-57
Avaliação dinâmica, 65, 78-79
Avaliação metacognitiva, 78-79
Avaliação realizada na escola
    em diferentes disciplinas, 77
    testes baseados no currículo, 74-75
    visão geral da, 64
Avaliadores professores especialistas, 30-31
Automatização, 20, 22, 24, 105

Bailey, David, 39
Bennett, L., 131
Berninger, V., 20
Bishop, D. V. M., 20
Boorman, Charley, 36
Branson, Richard, 39
Breznitz, Z., 27
Bruner, E., 92

Came, F., 50
Cansaço/exaustão, 35
Capacidades visoespaciais, 116
CAPD (dificuldades de processamento auditivo central), 86
Cognição/processamento de informações, 23, 70, 102-103, 133
Compreensão (leitura), 23, 53, 57-58, 61, 68-69, 76, 85, 87-88, 94, 96, 105, 123, 125
Confusão de sinais/símbolos (alfabetização numérica/numeracia), 25, 77

ÍNDICE REMISSIVO 141

Conjunto de ferramentas de triagem Lucid, 55, 130
Conley, Brian, 35
Corretores ortográficos, 85, 96, 99
Crianças bilíngues, 80
Criatividade/pensar "fora da caixa", 38-39
CTOPP-2 (Comprehensive Test of Phonological Processing), 125, 126
Currículo
   estratégias para acesso, 81-82
   testes baseados no, 73

DASH (Detailed Assessment of Speed of Handwriting), 131
Davidson-Petch, L. D., 65
Deficiências de aprendizagem, 135
Definições de dislexia, 19-22
Departament for Education (Departamento de educação), 112
Department of Health and Social Care (Departamento de saúde e serviço social), 112
Deponio, P., 65
Desenho, 82
Desenvolvimento de fala/linguagem, 28
Desenvolvimento social/emocional, 51
DEST (Dyslexia Early screening Test), 129
Diferença de aprendizagem, 10
Diferenciação, 82, 133
Dificuldades de alfabetização (literacia)
   como principal "sinal de alerta", 21
   escrita à mão, 24, 27, 85, 95, 101-102, 134
   dificuldades de soletração, 24, 57, 94
   dificuldades fonológicas, 23
   veja também leitura
Dificuldades de concentração, 26
Dificuldades de coordenação, 27
Dificuldades de decodificação de palavra, 27, 60, 75, 123
Dificuldades de habilidades motoras, 27-28, 85, 120
Dificuldades de habilidades motoras grossas, 27-28
Dificuldades de memória de trabalho, 16, 20-21, 49, 89-9020, 25-27, 57-58, 60, 77, 83, 84, 102, 103-104, 116

Dificuldades de planejamento, 70
Dificuldades de perda/extravio, 26
Dificuldades de processamento auditivo, 26, 64, 86
Dificuldades de sequenciamento, 20, 28, 67-68
Dificuldades de soletração, 24, 57, 94
Dificuldades de velocidade de processamento, 10, 19, 21, 22, 27, 50, 53, 58, 60, 64, 77, 83, 104, 105, 120
Dificuldades nas habilidades organizacionais, 84, 105
Discalculia, 21, 64, 92, 99-100, 134
Discrepâncias em pontuações de testes, 59, 80
Discriminação auditiva, 134
Disgrafia, 20, 63, 85, 134
Dislexia (definições), 19-21
Dispraxia, 28, 58-59, 84-85
Dramatização, 82
DSM-5, 23
DST-J (Dyslexia Screening Test – Junior), 129
DST-S (Dyslexia Screening Test – Senior), 130
Dyslexia Scotland, 31, 33, 35, 42, 109
Dyslexia Screener Pack, 54

Engelmann, S., 92
Engenhosidade/habilidades de solução de problemas, 38, 40
Ensino recíproco, 78, 85, 88-89
Escrita à mão
   dificuldades, 24, 27, 85, 95, 101-102, 134
   estratégias para ajudar na, 101-102
Escrita expressiva, 98
Esforço extra, 28
Esquecimento, 26
Estilos de aprendizagem, 59, 135
Estrutura, dificuldades com, 67, 93, 99
Estrutura cerebral, 137
Everatt, J., 20, 64
Experiências positivas
   apoio e compreensão dos outros, 41
   autoconhecimento, 40
   autodefesa, 37, 71, 107

criatividade/pensar "fora da caixa", 38, 39
habilidades de solução de problemas/engenhosidade, 38, 40
modelos de papéis, 42
Explicação do progresso, avaliação como, 48
Expressão escrita, 23, 58, 98-99

Fatores culturais, 80
Fatores hereditários/genéticos/familiares, 19, 28
Fawcett, A., 20
Feedback da avaliação
  reunião com avaliador independente, 46
  reunião de revisão, 47
  reunião na escola, 46
  positivo na conclusão, 51
  veja também relatório de avaliação
Feedback positivo (concluir com), 51
Ferramenta preditiva, avaliação como, 45
Fonologia, 93
Francks, C., 28
Função normativa de avaliação, 45

Gathercole, S., 20
Gilger, J.W., 19
Gray, A., 80
GORT-5 (Gray Oral Reading Tests), 124
GSRT (Gray Silent Reading Tests), 125
Guise, J., 35, 64, 80, 91
Guise, N., 91

Habilidades cognitivas, 23, 70, 102
Habilidades com teclado, 61, 102
Habilidades de escuta, 82
Habilidades de solução de problemas, 40
Habilidades matemáticas, 16, 25, 77
Habilidades motoras finas, 27, 85
Haddox, P., 92
Hiperlexia, 135
Homófonos, 96

Identificação precoce, 21, 31, 110-112
IEP (Individual Education Plan), 47, 53, 74, 79
Iniciar uma avaliação, 30

Intervalo de atenção, 67
Instrução de sílaba, 93
Instrumentos de triagem veja testes/instrumentos de triagem
Inversão de letras/números, 24
Izzard, Eddie, 39

Jeffries, S., 20
Johnson, E., 110
Joshi, R. M., 21

Kirk, J., 35, 40, 42
Kormos, J., 80

Landon, J., 80
Launch into Reading Success, 131
Leitura
  componentes da, 69, 92-96
  compreensão, 58-59, 75, 84-85 68-69, 84, 134
  conversa antes da leitura, 87
  dificuldades de decodificação, 27, 59, 75-76
  dificuldades de fluência, 23, 57, 61, 62, 65, 76
  estratégias para ajudar com, 96-98
  inversão de letras/números, 24
  leitura em duplas, 97
  omissões, 76
  regras de, 76
  relutância, 24
  substituições, 76
  veja também dificuldades de alfabetização (literacia)
Leitura em duplas, 97
Lista de verificação do Helen Arkell Dyslexia Centre, 31
Listas de verificação (visão geral), 54, 103
Logan, Kenny, 35, 42

Mellard, D. F., 110
Memória
  de curto prazo, 25, 57, 120
  de longo prazo, 25, 57, 61, 70, 84, 136
  dificuldades de memória de trabalho, 20, 25, 26, 50, 55, 57, 84, 102-103, 104, 116, 120

ÍNDICE REMISSIVO 143

Metas/objetivos da avaliação, 50, veja também propósito da avaliação
Método olhar-cobrir-escrever, 94
Modelo RTI, 110
Modelos de papel, 42
Molfese, D. L., 28
Monaco, A. P., 28
Morfologia, 93
Motivação, 29, 48, 50, 69

Naismith, Steven, 37
Nicolson, R., 20
Norton, E. S., 20

Omissões (na leitura), 76
Opiniões do professor, 53
Órgãos de registro, 113
Ottley, P., 131

Pensar "fora da caixa", 38-39
Pais
    explicar o propósito da avaliação aos, 48
    estratégias para, 87-89
    informações dadas pelos, 114
    papel dos, 66
Paphitis, Theo, 40
Peer, L., 114
Percepção fonológica, 61-63, 137
Perfil individual de aprendizagem, 53
Planejamento de aprendizagem, 79-80
Política/prática de governo, 109
Preferências de aprendizagem, 22, 23, 47, 48, 69, 135
Processamento fonológico
    dificuldades em, 22, 57, 61, 64
    programas fônicos, 92
Processo de monitoramento, 50
Professores especialistas em avaliação, 30-31
Propósito da avaliação
    diagnóstico, 44
    função normativa, 45
    monitoramento/acompanhamento, 45, 50-51
    sugestões de ensino, 45
    visão geral do, 47-49

Qualificações do avaliador, 65, 127

Raciocínio fluido, 60, 118-119, 137
Rastreamento ocular, 137
Razão para avaliação veja propósito da avaliação
Recomendações no relatório de avaliação, 47, 71-73, 114
Reid, G., 35, 40, 42, 60, 64, 91

Relacionamentos/amizades, 36
Relatório de avaliação
    documento formal, 47, 113
    recomendações no,
    resultados no, 47
    resultados de testes de realização, 117, 123
    variação no, 56
Relutância
    em escrever, 24
    em ir para a escola, 29
    em ler, 24, 66, 112
Republic of Ireland Task Force on Dyslexia, 111
Resiliência, 106
Resultados de testes anteriores, 53
Resultados de testes de capacidade, 30, 65
Reunião de revisão, 47
Rogers, Richard, 42
Rooke, M., 33, 35, 36, 37, 39-43
Rose, J., 21
Rotinas, dificuldades de aprendizagem, 26

Semântica, 94
Sinais de dislexia (visão geral), 21, 29, 54, 134
Sintaxe, 93, 134
    aprendizagem baseada na fala, 69
Smith, A. M., 80
SNAP (Special Educational Needs Assessment Profile), 55
Snowling, M., 20, 22
Soletração oral simultânea, 95
SpLDs (Specific Learning Difficulties, 20, 31, 45, 56, 58, 63, 110, 134
Stein, J., 19, 28

Substituições (em leitura), 76
Superposição, 63

TDAH, 137
Terminologia, 17, 18, 133
Testes/instrumentos de triagem
   conjunto de ferramentas Lucid , 55, 130
   CTOPP-2, 125, 130
   DASH, 131
   DEST , 129
   disponibilidade para o avaliador, 116-132
   DST-J, 129
   DST-S, 130
   Dyslexia Screener Pack, 54
   GORT-5, 60, 124, 125
   GSRT, 125, 128
   Helen Arkell Dyslexia Centre, 31
   Launch into Reading Success, 131
   RAN/RAS, 126
   SNAP (Special Educational Needs Assessment Profile), 55
   TOWRE-2 (Test of Word Reading Efficiency), 126, 129
   variações/discrepâncias nas pontuações, 58, 110
   WAIS 4, 56, 59, 117, 120
   WIAT-III, 123, 124, 131
   WISC 5, 166-120, 123, 126
   WRAML-2, 127
   WRAT-5, 125, 12
   YARC (York Assessment of Reading Comprehension), 128
   veja também avaliação baseada na escola

Variações nas pontuações de testes, 58
Vellutino, F. R., 22

Weedon, C., 111
Wolf, B., 20
Wolf, M., 20